Théologie et vie politique de la terre
Collection dirigée par Dominique Kounkou
et co-dirigée par Bénédicte Kounkou

Dans les années soixante, la vie de la terre rassemblait les théologiens, les politologues, les acteurs politiques, les poètes, les sociologues des religions, les philosophes... Tout était tenté pour réconcilier l'homme avec son Dieu, l'homme avec l'Homme. L'homme était mis en face de sa responsabilité de continuer à faire vivre en harmonie la création. Tant et si bien qu'on est arrivé à projeter la construction de la Civilisation de l'Universel. Dieu n'était ni mort, ni absent de la vie de l'homme et de la société. Puis, il y eut la naissance de cette utopie de l'émancipation de la politique qui voulait gérer la société sans Dieu. L'homme devait vivre de la société sans Dieu. La politique sans substance et sans conscience fut vite supplantée par le commerce envahissant avide des profits tirés de la globalisation uniformisante.

Et l'homme ?... Et son Dieu?... Et sa pensée ?... Et sa vie ?...

Tout ce qui est essentiel paraît de plus en plus dérisoire face à la toute-puissance du tout commerce !

Comment réintroduire Dieu dans la vie de l'homme au cœur de cette avancée évolutionnaire du monde afin que sa théologie et sa volonté politique influent sur la vie de la terre ?

Tel est le questionnement que poursuit, de livre en livre, cette collection qui accueille tout genre littéraire (roman, poésie, contes), essai, thèse et toute forme d'écrits.

Dernières parutions

Carol L. Bing, *Cœur d'Afrique. Roman*, 2019.
Chantal Malion, *Oser pour l'Afrique*, 2017.
Dominique Kounkou, *L'eau qui a coulé coule encore. Poèmes*, 2017.
Félix Mutombo-Mukendi, *Le fils de l'homme apocalyptique. Sa trajectoire dans l'attente juive et chrétienne*, 2017.
Laurence Ndong, *Gabon, pourquoi j'accuse...*, 2016.
Dominique Kounkou, *Les élégies de l'alizé*, 2016.
Dominique Kounkou, *Sois béni*, 2016.

Parcours d'un médecin

La médecine de demain, après la crise Covid

5-7, rue de l'École-Polytechnique, 75005 Paris

http://www.editions-harmattan.fr

ISBN : 978-2-336-49102-8
EAN : 9782336491028

Alain Scohy

Parcours d'un médecin

La médecine de demain, après la crise Covid

Préface de Dominique Kounkou

L'Harmattan

Du même auteur :

Le Mal a dit, un retour vers la vie, Éditions Édilivre

Les Vitamines au cœur du vivant, Éditions Édilivre

Le Guide des maladies, autoédition

La Tradition chinoise, autoédition

L'Esprit au service de la guérison, autoédition

Les Microzymas, la révolution en biologie, résumé de l'ouvrage majeur du Pr Antoine Béchamp, Éditions Édilivre

Une Médecine pour la vie, Éditions Édilivre

Bon sens et nutrition, Éditions Édilivre

Mort subite du nourrisson, une traduction en français préfacée par le Dr Alain Scohy du livre du Dr Archie Kalokerinos, Éditions Édilivre

Je dédie ce livre avant tout à mes confrères médecins.

Je remercie tout particulièrement, pour leur soutien, mes amis savoisiens du Gouvernement de l'État de Savoie.

Merci également à mon épouse bien-aimée, Brigitte, qui m'a épaulé et conseillé pour la rédaction de ce livre.

PRÉFACE

« Ô Galates insensés ! » (Galates 3, 1)

Ne devrais-je pas, à mon tour, écrire : « Ô Français insensés ! » Tant il monte en moi l'incroyable indignation qui a assailli Paul, l'apôtre de Jésus le Christ, au fur et à mesure que j'avance dans la lecture du livre *Parcours d'un médecin* du docteur Alain SCOHY. Ce fascinant itinéraire de ce médecin prodige ne peut laisser personne insensible !

Pour ma part, l'étonnement grandit au regard des études et de la carrière admirable du docteur Alain SCOHY d'une part, et d'autre part en mesurant tous les moyens redoutables mis en place et entrepris contre lui, et toutes les manœuvres et cabales les plus sataniques orchestrées pour que ce grand médecin s'écroule et meure, au moment où il est mûr pour apporter sereinement aux générations d'étudiants en médecine et même aux médecins tout le savoir accumulé avec sa pratique au long cours de la médecine.

Au vrai, la lecture sérieuse de ce livre pousse à se demander : pourquoi la France met tant de passion et des budgets pour former de si excellents médecins, pour qu'au moment où leur intelligence grandit et qu'ils veulent de bonne foi faire progresser la médecine, fait-elle d'eux des ennemis ?

Est-ce la peur de l'intelligence ?

Pour devenir le grand savant qu'il est devenu, Alain SCOHY a bu à d'autres sources que celle de la médecine classique française. Mais quel mal y a-t-il si les savoirs exogènes sont maîtrisés et donnent de l'efficacité dans les traitements des maux qui rendent difficile l'existence de l'homme sur la terre ? Dans ce livre, Alain SCOHY parle de ces sciences rapportées avec respect, dignité et sans pudeur.

Mais est-ce vraiment la peur de l'intelligence ? Certainement. On constate, en effet, que les médecins brillants posent des questions qui sont traduites en problèmes parmi leurs pairs. Souvent, ils sont radiés. La solution est l'exil. L'étranger les reçoit avec honneurs et reconnaissance.

Certes, nul n'est prophète chez soi, mais tout de même : on ne peut négliger ce problème handicapant pour le progrès de la médecine.

Cette question se pose aussi avec une acuité extraordinaire en observant la vie misérable des avocats. Souvent les plus brillants sont radiés des barreaux. De la sorte, les barreaux sont appauvris.

Bien réfléchi, il ne se pose pas la question de la science, mais celle du pouvoir sur les orfèvres dans la science. Ceux qui exercent le pouvoir sur celles et ceux qui excellent dans la science ont dans leurs mains les instruments de domination des tenants de l'intelligence. Ils constituent des ordres qui tuent la science. Ce sont ces ordres qui ont le monopole de la violence sur les médecins comme d'ailleurs sur les avocats.

Or, très souvent ces ordres agissent selon des ordres qu'ils reçoivent. De qui ? C'est sans doute la grande inconnue qui rend inefficaces les apports de la médecine à la société humaine. Pour des intérêts extérieurs dont les ordres sont exécutés par les ordres, les médecins en arrivent à perdre leur liberté et leur génie propre.

Le monopole de la violence des ordres est à peine imaginable. Il s'exerce en se servant de tous les leviers de répression, y compris judiciaires, dont une société dispose.

Quand le docteur Alain SCOHY raconte les misères qu'il subit au quotidien, il ne ment pas. Il a été jeté en prison plus d'une fois. Son cabinet a été totalement éventré. Il a été accusé de tous les maux dont les ordres ont le secret, notamment d'exercice illégal de la médecine. Son épouse qui n'est pas médecin est aussi accusée d'exercice illégal de la médecine.

Un juge d'instruction, Monsieur Couzinet, du tribunal judiciaire de Toulouse, a été nommé dans cette affaire depuis 2020. Nonobstant l'obligation du délai raisonnable que la Convention européenne des droits de l'homme propose, l'instruction dure depuis bientôt 4 ans.

Les dossiers de ses patients sont charcutés sans respect du secret médical. Les patients sont convoqués sur ordre du juge à la gendarmerie. Ils sont interrogés de façon à témoigner contre leur médecin. Madame SCOHY est incitée à dire que son époux est un gourou.

Plus grave est le fait que ce juge, qui ne connaît rien à la médecine, mène à charge une instruction dont le but est de voir le docteur Alain condamné à la prison, afin que lui, qui est déjà épuisé et ruiné, y meure.

Au profit de qui ?

Telle est la vraie question que transporte ce livre qui est un véritable réquisitoire sociétal, malgré la douceur du récit de l'itinéraire d'un grand médecin que le système a cherché à sacrifier. Il est heureusement reconnu par l'État de Savoie qui en a fait un GRAND MINISTRE DE LA SANTÉ !

Chambéry, le 13 septembre 2024,
Dominique KOUNKOU,
Docteur en Droit, Avocat,
Ministre de la Justice de l'État de Savoie.

PRÉLIMINAIRES

Définitions

Le terme « médecine » vient du latin *medicina* qui signifie : **« art de guérir »** et **« remède »**. La médecine, à l'origine, est donc d'abord un « art »… C'est une notion importante, car elle sous-entend une forme d'empirisme où l'intuition de chaque soignant est essentielle.

De nos jours, la médecine aspire à être une science. Ce mot vient du latin *scientia*, dérivé du verbe *scire* qui signifie **« savoir »**. Mais a-t-elle les moyens de son ambition ? Cette ambition doit s'accompagner d'une vigilance car « chercher le savoir » n'est pas le posséder en totalité :

- autant il est nécessaire de cultiver l'objectivité, l'esprit critique, la méthode et la rigueur pour garantir la fiabilité du savoir,
- autant il est risqué de prétendre détenir le savoir et d'exclure les opinions ou les données issues de l'observation qui ne concordent pas avec ce que nous croyons savoir : ce que les philosophes appellent du « dogmatisme ».

Nous le savons : la science n'est pas seulement un processus qui valide des théories, elle est surtout un questionnement, une mise en doute, une recherche inlassable, une innovation qui repousse toujours plus loin les limites de nos zones de confort… Alors, n'y a-t-il pas là quelque chose qui relève de la présomption ?

Nos connaissances médicales, bien que précieuses, sont encore souvent incomplètes. Nous travaillons souvent à partir de modèles approximatifs et non de lois immuables et démontrées.

- Quand nous testons un traitement par exemple, nous nous basons sur des hypothèses qui ne se vérifient pas systématiquement : cela peut fonctionner avec certains, pas avec d'autres, et il peut y avoir des effets indésirables variables selon les individus…

- Quand nous faisons des études statistiques, nous détectons des écarts, mais nous ne sommes pas forcément capables de les expliquer.

Que savons-nous vraiment du fonctionnement du vivant et donc de ses dysfonctionnements ? De grands spécialistes rappellent que nos connaissances sont encore parcellaires. Et nous verrons à quel point elles sont basées sur un mode d'observation parfois discutable, tant pour l'anatomie que pour la biologie. Nos méthodes d'observation et d'analyse sont-elles adaptées pour savoir comment fonctionne la vie ?

De nos jours, la sphère politique et l'État veulent absolument borner le travail des soignants autour de ce que serait ce savoir.

Cette intention se justifie à divers titres : garantir des soins de qualité à la population, prévenir le risque d'erreurs médicales, prévenir le charlatanisme, faire évaluer par des institutions compétentes les intuitions, les hypothèses et les découvertes afin de garantir leur validité scientifique, disposer de repères communs pour rendre possible la coopération entre soignants et entre les différentes spécialités…

Néanmoins, dans son élan, l'État postule que seules certaines approches sont valables (les traitements allopathiques), et que d'autres ne le seraient pas (les approches alternatives et holistiques), sans avoir au préalable fait un pas de côté sur les questions complexes que pose le vivant : quels sont la bonne méthode, la bonne épistémologie, le bon paradigme ?

L'approche allopathique traditionnelle héritée de notre culture cartésienne est mise en avant parce qu'elle fournit des explications qui semblent claires, simples et répétables. Dans un grand nombre de cas, elle semble très efficace, en particulier dans la gestion des situations d'urgence vitale, ou dans le domaine de la chirurgie et de la traumatologie. Mais cette clarté du paradigme allopathique est très fréquemment mise en défaut par les observations cliniques.

D'autre part, la recherche classique ne fournit jamais une analyse complète des maladies : on ne sait toujours pas clairement ce qui provoque les cancers après plus de 80 ans de recherche, ni l'épilepsie, etc. Le vivant n'est pas simple. Il serait dangereux de considérer qu'une approche est scientifique parce qu'elle semble simple…

Les approches alternatives et holistiques, quant à elles, partent de la notion de terrain, à savoir l'équilibre global de l'organisme vivant. Elles s'inscrivent ainsi dans la complexité même du vivant. Les explications et les liens de cause à effet sont parfois moins faciles à établir, les analyses moins répétables et moins standards. Le diagnostic dépend principalement de la singularité du patient. Mais est-ce moins scientifique pour autant ? Non, c'est juste moins simple… Ces approches reposent elles aussi sur des théories, des modèles et des méthodes rationnelles. Elles ont des résultats : au moins autant que l'allopathie.

- L'efficacité de l'homéopathie a été attestée par des expériences randomisées en double aveugle. On ne sait juste pas précisément ce qui fait qu'elle marche, mais on sait que ça marche…
- Les vitamines aident à guérir, non pas en soignant la maladie, mais en fournissant au corps la vitalité et le tonus pour qu'il puisse mieux surmonter sa maladie, etc.

Au nom d'un risque éventuel de dérive et de charlatanisme, l'État semble écarter ces considérations épistémologiques pourtant indispensables à la qualité du débat et de la recherche scientifique.

Il stigmatise les approches alternatives au lieu de les approfondir et de les accompagner. Il érige en dogmes et en religion l'allopathie, sans tenir compte de ses limites et de ses failles… Il engage sa responsabilité sur des programmes de santé publique, ce qui rend très difficile la possibilité de les remettre en cause en cas de défaillance. Et cela compromet gravement la fiabilité des politiques de santé publique. Il devrait rester un arbitre neutre, critique et indépendant, pouvant intervenir pour ajuster ou remettre en question certains choix thérapeutiques…

Enfin, l'État investit massivement, dans des pans entiers de notre économie (avec l'industrie pharmaceutique), sur des partis pris, comme le principe de la vaccination…

Comment préserver une indépendance scientifique quand les bénéfices de l'industrie pharmaceutique sont colossaux ?

Comment garantir des traitements de qualité quand on sait que pour commercialiser un médicament, il faut avoir breveté quelque chose de nouveau ? À quoi bon, dans ces conditions, faire de la recherche sur les plantes, sur les vitamines, sur les remèdes anciens qui ont fait leurs preuves et qui sont peu onéreux ?

Comment remettre en question une approche sans se déjuger et créer le scandale ? L'État est-il un arbitre neutre, indépendant, garantissant la qualité de la recherche scientifique ?

L'État se met ainsi dans une position délicate.

C'est dans ce contexte qu'en février 2024, l'Assemblée nationale en France a adopté une loi censée éviter des dérives sectaires. Cet article crée un nouveau délit : **« La provocation à abandonner ou à s'abstenir de suivre un traitement médical thérapeutique ou prophylactique »**, ainsi que **« la provocation à adopter des pratiques présentées comme ayant une finalité thérapeutique ou prophylactique »**.

Lors du débat, un député – Arthur Delaporte – s'est félicité de cette adoption : **« Avec cet article, nous défendons la science ! »**

Cette déclaration est un non-sens particulièrement grave ! Si la médecine moderne est devenue une science, alors elle doit accepter la discussion et la contradiction. Sinon elle devient du « scientisme », c'est-à-dire une idéologie dogmatique qui se prétend science pour se légitimer…

Un des plus grands spécialistes de l'épistémologie et de la science, Carl Popper, précise en effet que la science est hypothético-déductive, autrement dit qu'elle consiste à élaborer des théories approximatives, à les tester et à les ajuster, sans avoir la certitude d'être parvenue à une vérité absolue. Dans cette perspective, il pose le principe de la falsifiabilité : une théorie est acceptable tant qu'elle n'est pas falsifiée ou réfutée, c'est-à-dire remise en question par les observations. Autrement dit, pour éprouver une théorie et **maintenir sa validité scientifique**, il faut tenter de la réfuter, c'est-à-dire la mettre à l'épreuve, et examiner toutes les données contradictoires. Faute de quoi, nous ne sommes plus dans le domaine de la science mais dans celui du dogme. Et cette nouvelle loi semble nous y conduire inéluctablement.

Est-ce que la médecine aurait évolué insidieusement de l'***art*** à la ***science*** et maintenant au ***dogme*** quasi religieux ? Une science qui prétend être détentrice de la vérité, qui dérive dans le dogmatisme et qui se dispense de reconnaître le caractère partiel et approximatif de ses connaissances, n'est plus de la science. Elle est victime de biais cognitifs et de préjugés alors qu'elle est censée nous en préserver.

Richard Horton, rédacteur en chef de *The Lancet*, a écrit : « L'argument contre la science est simple : une grande partie de la littérature scientifique, peut-être la moitié, est tout simplement fausse. Affligée par des études portant sur des échantillons de petite taille, des effectifs minuscules, des analyses exploratoires invalides et des conflits d'intérêts flagrants, ainsi que par l'obsession de suivre des tendances à la mode d'une importance douteuse, la science a pris un virage vers l'obscurité ».

Cette évolution pourrait être liée à de multiples facteurs :

- Nous faisons confiance aux paradigmes dominants et nous ne questionnons plus les présupposés ou les postulats de notre science. Autrement dit, les chercheurs cherchent dans une direction conditionnée par des préjugés. Ils se focalisent sur ce à quoi ils s'attendent, méconnaissant les données qui contredisent leurs postulats et les obligeraient à repartir à zéro.

- La masse de connaissances acquises est telle que les scientifiques sont obligés de faire confiance aux autres scientifiques. Steven Shapin, un épistémologue reconnu, dans *Une Histoire sociale de la vérité*, évoque le fait que la majorité des connaissances détenues par les scientifiques ne sont pas le fruit d'une vérification personnelle mais d'une confiance dans ce qui leur est enseigné.
- Cela pourrait aussi être induit par des conflits d'intérêts. En effet, les thérapies officielles, contre le cancer par exemple, sont extrêmement onéreuses et profitent à l'industrie pharmaceutique. Et la prophylaxie par les vaccins engendre des bénéfices encore plus colossaux puisqu'elle s'adresse à l'ensemble de la population mondiale. Un laboratoire a-t-il intérêt à promouvoir des approches alternatives peu onéreuses, surtout s'il doit déposer un brevet pour commercialiser un nouveau traitement ? A-t-il intérêt à promouvoir la confiance dans les processus de la nature et de la biologie ?

Nous sommes donc à un tournant sociétal très préoccupant.

État des lieux

Au cours de ma pratique médicale, j'ai pu tout aussi bien expérimenter les bienfaits de la médecine classique que repérer ses failles. Un médecin doit savoir que la médecine est un colosse aux pieds d'argile : nous disposons d'un formidable corpus de connaissances qui nous aide à soigner les personnes malades, mais ces connaissances s'inscrivent dans une histoire, une évolution : tout n'est pas acquis, les recherches n'aboutissent pas toujours, et parfois ce que nous croyons savoir est mis en échec par le terrain…

Je souhaiterais partager humblement les remises en question et les découvertes que j'ai réalisées au cours de mon parcours, mais je n'ai pas la prétention de juger la médecine. La médecine, c'est avant tout la communauté des soignants. Elle est une formidable synergie entre tous ceux qui œuvrent à son progrès. Mais elle est aussi cette mise à l'épreuve de ce qui nous est enseigné au contact du patient, dans la réalité simple, concrète, du quotidien de chaque praticien…

Lorsque j'ai voulu partager mes questionnements, mes doutes et mes découvertes auprès de nos institutions, en particulier le conseil de l'ordre, je ne prétendais pas les imposer comme un savoir définitif, mais simplement les soumettre à la réflexion… Peut-être ai-je été maladroit dans ma formulation et mon positionnement, mais c'était toujours pour le bien des patients, pour prendre mes responsabilités face à des informations qui m'interpellaient en tant que médecin…

Je m'attendais à être soutenu, à être écouté, à voir mes observations approfondies ou même critiquées… Je me suis heurté à une attitude de déni et de rigidité. Non seulement on n'a pas tenu compte de mes observations (cela aurait été nécessaire au nom du principe de précaution), mais en plus, j'ai été sanctionné, comme si le fait d'amener une réflexion médicale différente revenait à faire preuve de dissidence envers un parti, une religion, une idéologie…

Un paradoxe

Alors que la médecine moderne a fait des progrès considérables dans bien des domaines (je pense par exemple à la microbiologie, à l'imagerie, à la traumatologie, à la réanimation, à la chirurgie moderne en progrès grâce en particulier aux techniques endoscopiques qui évitent les chocs opératoires trop agressifs, etc.), nous raisonnons encore de manière « binaire », comme si guérir revenait à éradiquer un microbe, comme si être malade consistait à être victime d'un agent pathogène ou d'une mauvaise hérédité…

La découverte des antibiotiques par Alexander Fleming, en 1928, a permis de faire des progrès incontestables dans le traitement des maladies bactériennes. Mais tout le monde s'accorde aujourd'hui pour dire que leur efficacité est de plus en plus précaire. Les bactéries deviennent résistantes. Les traitements antibiotiques répétés affaiblissent notre organisme, et nous savons qu'il existe des solutions alternatives pour lutter contre les infections… Il semble que nous arrivions au bout d'une impasse.

Il est à noter que de nos jours, en 2024, la directrice générale de l'Institut Pasteur, **Mme Yasmine Belkaid**, remet en cause cette « vision binaire ». Elle précise lors d'une interview sur Franceinfo[1] : « Nous sommes un conglomérat de microbes, nous en hébergeons plus que de cellules. La grande majorité d'entre eux sont des passagers et parfois ils nous aident. » Selon cette brillante immunologiste, très peu de ces germes sont pathogènes, les infections sont très rares et rarement mortelles : ce qui tue est la réaction inflammatoire et non l'agent infectieux lui-même. Pour elle, l'immunité est un système de régulation sans rapport avec un arsenal guerrier. Il consiste à harmoniser les relations et à établir des compromis entre les microbes et leurs hôtes.

L'infectiologie

Ce domaine est très complexe.

Un médecin de famille qui suit ses patients dans la durée se rend rapidement compte que la sensibilité aux infections dépend de multiples facteurs. Une bonne hygiène de vie et un bon moral contribuent grandement à la santé. Et s'il creuse un peu, il peut constater que les prévisions épidémiologiques ne se vérifient pas…

---

[1] https://www.radiofrance.fr/franceinter/podcasts/15-de-plus/15-de-plus-du-vendredi-19-avril-2024-4832880

Il se rend compte également que certaines pathologies qui devraient être théoriquement guéries par des antibiotiques ou des antiviraux ne le sont pas.

Il constate que les vaccins ne protègent pas forcément quand il a des patients atteints d'une maladie pour laquelle ils sont vaccinés…

Ce que nous croyons savoir est discutable, intéressant mais inachevé, parfois fiable, parfois faux ? En remontant au XIXe siècle nous pouvons mieux appréhender comment l'histoire a orienté notre médecine actuelle. Deux grands chercheurs se sont affrontés à cette époque : **M. Louis Pasteur et le Pr Antoine Béchamp**. Cette dispute a eu son point culminant devant l'Académie de Médecine le 4 mai 1886.

De manière très schématique, nous pouvons dire que :

- Louis Pasteur défendait la thèse d'un organisme vivant aseptique, les bactéries étant des agresseurs étrangers à l'origine des maladies.
- Antoine Béchamp, au contraire, défendait la réalité des microzymas omniprésents dans tout l'organisme, capables de bâtir des bactéries endogènes lors des maladies.

La question finale était de savoir si les bactéries sont la cause des maladies, ou bien simplement un symptôme parmi d'autres. Dans le premier cas, elles sont un adversaire à combattre, dans le second, un effet de la maladie…

À la fin de ce débat qui clôturait une dizaine de séances de discussions sur les ptomaïnes et les leucomaïnes (des poisons engendrés par la décomposition des tissus), le président de cette séance, le Dr Ulysse Trélat[2], proposa à l'Académie « de nommer une Commission qui se mettra en rapport avec Mrs Pasteur et Béchamp et qui avisera à instituer avec eux la réglementation d'expériences dont elle nous communiquera le résultat ». L'assentiment fut unanime, une commission fut

[2] Le Dr Ulysse Trélat (1828-1890) est un chirurgien célèbre.

nommée – composée en majorité d'amis de Pasteur – mais elle ne se réunit jamais. Et la médecine s'engagea dans le sillage des idées de M. Pasteur[3].

La virologie fit son apparition en 1898 avec Beijerinck et l'agent causal de la mosaïque du tabac. Nous verrons[4] qu'elle repose sur un raisonnement circulaire aux antipodes de la science. La récente pandémie Covid a pu démontrer à quel point cette théorie virale est discutable. En particulier, les modèles que nous utilisons pour comprendre le phénomène de la contagion semblent en contradiction avec la réalité des faits. Nous aurons l'occasion d'approfondir ces questions plus précisément dans ce livre.

La cancérologie

Après des années de recherche, la compréhension de la cause des cancers en est toujours à ses balbutiements. Nous sommes réduits à évoquer des cofacteurs sans vraiment savoir ce qui provoque ces maladies.

Globalement, la survie à 5 ans – dans des conditions de délabrement physique éprouvantes – plafonne aux alentours de 64 %, tous cancers confondus, selon une étude faite par le Canada et publiée en janvier 2023[5].

Nous pourrions penser que ce n'est déjà pas si mal, mais c'est sans tenir compte du fait que ce chiffre englobe les cancers dépistés précocement, ce qui est un biais important. Nous savons en effet que les dépistages génèrent beaucoup de faux positifs qui auraient guéri spontanément sans prise en charge thérapeutique. Déjà en 2008, selon le Dr Jean-Louis Simenel, président du Collège de gynécologie de Normandie : « Sur 1 000 personnes admises dans le dépistage de masse du

---

[3] Cf. Bulletins de l'Académie de Médecine, 15 : 270, 303, 345, 390, 425, 447 et surtout 474 et 532, 651 et 666.

[4] Annexe III.

[5] https://www150.statcan.gc.ca/n1/pub/82-003-x/2023001/article/00001-fra.htm

cancer du sein, 14 femmes auront un diagnostic de cancer du sein. En réalité, à cause du défaut de spécificité, 4 seulement ont une vraie maladie cancéreuse évolutive ».

Le débat sur cette question avait commencé à la suite d'un article intitulé : **« L'éthique du dépistage du cancer du sein »** paru dans les cahiers du Syngof[6] et cosigné en son nom propre par la présidente du Collège de gynécologie médicale du Centre-Val de Loire. Cet article relatait la mise à jour récente de la méta-analyse Cochrane[7] et la publication des premiers résultats d'un essai comparatif randomisé anglais du dépistage du cancer du sein par mammographie (dit essai Ukcccr). Ce dernier avait étudié le suivi de 160 000 femmes âgées de 39 à 49 ans pendant plus de 10 ans. La méta-analyse Cochrane a confirmé l'absence d'efficacité démontrée du dépistage mammographique du cancer du sein. L'essai comparatif anglais – dont les premiers résultats ont été publiés en décembre 2006 – n'a pas montré de diminution statistiquement significative de la mortalité par cancer du sein et a révélé la fréquence des faux positifs faisant soupçonner à tort un cancer du sein[8].

L'efficacité des chimiothérapies est également très discutable, sauf de manière ciblée localement, et dans des cas particuliers. Entre autres publications, un article de la revue *Clinical Oncology* 16 ; 549-560, repris dans la revue *Univers Spirale* n° 55 du printemps 2009, sous le titre : **« The contribution of Cytotoxic Chemotherapy to 5-year Survival in Adult Malignancies »** étudie les données d'études cliniques avec chimiothérapie au cours des 20 dernières années en Australie et aux USA. Le résultat est tout simplement consternant. **En ce qui concerne la survie au bout de 5 ans**, en Australie, seuls 2,3 % des patients tirent profit d'une chimiothérapie et aux USA, il n'y en a que 2,1 %.

---

[6] Junod B., Bégué-Simon A.-M., Paganelli E., *Les cahiers Syngof*, n° 70 : 22-27.

[7] Gotzsche P.C., Olsen O., *Lancet* 2000, 355, 129-134.

[8] Moss S. et coll., *Lancet* 2006 ; 368 : 2053-2060.

Au total, ce sont les données de 72 964 patients en Australie et de 154 971 aux USA, tous traités par chimiothérapie, qui ont été étudiées. Ici, personne ne peut plus prétendre qu'il ne s'agit que des données de quelques patients et, par conséquent « insignifiantes »…

Les auteurs s'interrogent, avec raison, sur le fait qu'une thérapie qui a si peu contribué à la survie des patients au cours des 20 dernières années, ait dans le même temps connu un tel succès commercial. Et cela devient totalement incompréhensible lorsque l'on considère, une par une, les différentes sortes de cancer.

C'est ainsi qu'aux USA, depuis 1985, il y a eu exactement **0 % de progrès** dans les thérapies officielles pour les cancers suivants :

– Cancer du pancréas,
– Sarcome des parties molles,
– Mélanome,
– Cancer des ovaires,
– Cancer de la prostate,
– Cancer des reins,
– Cancer de la vessie,
– Tumeurs cérébrales,
– Myélomes multiples.

Et là encore, il ne s'agit pas d'analyses ponctuelles non représentatives. Pour le cancer de la prostate, par exemple, rien qu'aux USA, 23 000 patients ont été analysés.

On ne peut que constater les autres « taux de succès » (c'est-à-dire survie au bout de 5 ans) dans ces thérapies appliquées à d'autres problèmes :

– 1,4 % pour le cancer du sein,
– 1,0 % pour le cancer de l'intestin,
– 0,7 % pour le cancer de l'estomac.

Et ceci au bout de 20 années de recherches intensives dans le domaine de la chimiothérapie et l'investissement de milliards provenant de fonds pour la recherche et de dons faits aux grandes organisations pour le cancer.

Ce qui est remarquable, c'est la similarité des résultats entre les deux pays ! À travers ces chiffres, on peut mesurer les conséquences de ces traitements, acceptés le plus souvent au prix de terribles souffrances (les effets secondaires de ces chimiothérapies sont malheureusement bien connus[9]), dans l'espoir ultime d'une guérison, en réalité bien illusoire.

Logiquement, tout un chacun devrait maintenant changer sa façon de penser. Mais à quelle réaction devons-nous nous attendre ? Notre science est-elle capable de s'autocritiquer et d'explorer de nouvelles voies ?

Certes, il n'est pas facile de progresser dans des domaines aussi complexes, et il est rassurant de se prémunir du charlatanisme et des solutions miracles en se conformant aux protocoles habituels « par défaut », les seuls à avoir été validés.

Certes, nous sommes en droit de penser que les cancers sont des pathologies complexes, et que la médecine n'a pas encore abouti. Il nous faut donc pour l'instant nous satisfaire de ce que nous avons... Pourquoi pas ? Nous pouvons entendre ce raisonnement, mais il devient problématique, voire toxique, quand nous voulons imposer ces seuls traitements, et que nous rejetons des approches alternatives qui, elles aussi, reposent sur des conjectures, tout comme l'oncologie classique.

Un patient a le droit de refuser un traitement par chimiothérapie, car un tel traitement est dangereux et son efficacité sujette à caution.

Est-il interdit d'alerter un patient sur les dangers d'un traitement, sur la balance bénéfices/risques ? Si nous suivons la récente loi sur les dérives sectaires et l'article 4, cela pourrait devenir un délit...

Cette posture peut se transformer en « biais cognitif » et conduire à écarter d'autres approches alternatives innovantes, ou à ignorer les données qui contredisent les théories admises. La science peut ainsi dériver dans une forme de dogmatisme,

---

[9] On trouvera sur le site http://www.cancerdecisions.com, les chiffres des effets cytotoxiques de la chimiothérapie sur les cinq années de survie.

d'académisme, incompatible avec son essence, qui est de préserver la rationalité et le sens critique…

S'il s'agit de protéger les patients du charlatanisme et d'éviter d'éveiller de faux espoirs dans des traitements miracles, s'il s'agit d'éviter que les patients abandonnent imprudemment leurs traitements (même s'ils ne sont pas parfaits) en faisant aveuglément confiance à des approches non validées, alors oui : il est important que l'État pose des garde-fous.

Mais faut-il s'interdire d'informer le patient de la balance bénéfices-risques ?

Faut-il s'interdire de tester des approches alternatives ? Ces dernières ont aussi des résultats, certes peut-être moins bien testés et non soumis aux protocoles classiques de validation de traitements… Néanmoins, toute théorie scientifique commence par des hypothèses, des intuitions, et des vérifications empiriques…

Pourquoi ne pas mettre en place de vastes programmes de recherche pour tester à grande échelle l'intérêt des approches alternatives, surtout si elles sont sans danger et moins onéreuses que les traitements chimiques ?

Par ailleurs, quand les institutions (HAS, ANSM, Conseil de l'Ordre, ministère de la Santé, ARS, Académie de médecine, commissions diverses) engagent la responsabilité des pouvoirs publics sur des décisions sanitaires, leur est-il possible de reconnaître que leurs connaissances sont approximatives ? Peuvent-elles reconnaître leurs erreurs sans avoir à se déjuger, à s'exposer à des scandales ou à créer des paniques massives ? Nos institutions sont-elles vraiment libres de garantir l'indépendance de la science ?

Et tant pis pour le consommateur (pardon : le patient), qui se trouve bien seul lorsqu'il n'a pas accès à l'information lui permettant de prendre conscience de cette réalité de la maladie, au moins autant psychologique et spirituelle que physique.

Depuis 2009, en plus de la chimiothérapie « traditionnelle » qui continue d'être proposée le plus souvent, de nouveaux médicaments anticancer ont été mis sur le marché. Une étude publiée en octobre dans le *British Medical Journal*[10] a analysé 48 de ces nouvelles molécules présentées comme prometteuses et leurs 68 indications. Elle en conclut que leur valeur thérapeutique est douteuse dans plus de la moitié des cas. Pourtant, « l'amélioration du service rendu » par rapport aux traitements déjà disponibles est un critère central pour la délivrance d'une autorisation de mise sur le marché par l'Agence européenne du médicament. Pourquoi ces médicaments ont-ils donc bénéficié de cette autorisation ? « Cela pose de sérieuses questions sur les normes actuelles en matière de réglementation des médicaments », expliquent les auteurs de l'étude, qui dénoncent « l'absence de preuves solides » avant l'obtention d'une autorisation de mise sur le marché et « un important gaspillage de ressources publiques », car ces nouveaux médicaments sont généralement très chers…

La méconnaissance des vitamines

Nous savons que les traitements classiques contre le cancer ont, malgré leur intérêt, une efficacité relative, une dangerosité avérée, et un coût très élevé. Il peut donc être intéressant de se pencher sur des solutions naturelles, sans effets indésirables, peu onéreuses, et ayant également des effets bénéfiques…

En prolongement de cette réflexion sur l'oncologie, et afin d'illustrer les biais qui conditionnent le développement de la recherche médicale, je vous propose de faire un détour dans un univers qui est, à mon sens, trop méconnu par la médecine classique : les vitamines.

La complémentation en vitamines est essentielle de nos jours du fait des pollutions engendrées par notre monde moderne et en particulier par la médecine elle-même :

---

[10] Availability of evidence of benefits on overall survival and quality of life of cancer drugs approved by European Medicines Agency: retrospective cohort study of drug approvals 2009-13

- Les antibiotiques qui agressent le microbiote intestinal,
- Les médicaments chimiques dont la toxicité peut être élevée (comme le « banal » **paracétamol** responsable de plus de la moitié des atteintes hépatiques qui justifient une greffe de foie). Et nous pouvons nous demander pourquoi cette molécule toxique semble avoir remplacé l'**aspirine** de nos jours ?
- Les vaccinations et leur fameux « adjuvant de l'immunité » (cf. le chapitre sur les vaccins).

Il faut bien comprendre que les vitamines sont absolument inoffensives – les risques de surdosage étant exceptionnels – et qu'elles apportent un confort de vie incomparable. Pourtant, il est clair qu'il ne s'agit pas de « remèdes-miracles » comme certaines personnes peuvent l'imaginer.

Et il ne faut pas me faire dire ce que je ne dis pas : certains adversaires me reprochent de prescrire des vitamines en guise de traitement, ce qui est absolument faux. Hormis les carences avérées et spécifiques, elles ne peuvent pas être considérées comme des « remèdes ». Elles permettent de revitaliser l'organisme pour qu'il se défende mieux contre la maladie…

Si la plupart des médecines alternatives mettent l'accent à juste titre sur la vitamine C, j'ai pu constater que la complémentation avec d'autres vitamines – comme la vitamine E naturelle, la vitamine D3 et les vitamines du groupe B – est également très bénéfique.

Les pouvoirs publics et la médecine officielle délaissent cette approche, ce qui me donne l'occasion de souligner à quel point les observations et les diagnostics réalisés par les médecins de terrain sont un complément précieux aux politiques sanitaires globales. Mais hormis le fameux jus d'orange recommandé par les pédiatres pour les tout-petits et la vitamine D3, la prescription de vitamines par les médecins est exceptionnelle ! Est-ce parce qu'elles ne sont pas brevetables ?

Mon expérience personnelle à leur sujet recoupe celle du Dr Archie Kalokerinos, un jeune médecin australien confronté à un problème de mortalité infantile dramatique dans sa clientèle composée essentiellement d'aborigènes en 1950. Un enfant sur deux ne parvenait pas à l'âge de 6 mois dans cette population, malgré tous les soins qu'il leur prodiguait. Il disposait pourtant d'un petit hôpital de campagne parfaitement équipé. Après des années à se creuser la tête, il avait finalement compris que ces enfants mourraient de la ***maladie de Barlow***, à savoir le ***scorbut infantile***. Cette carence en vitamine C était liée à une alimentation misérable et aux conditions de vie inhumaines que les Anglais colonisateurs imposaient aux aborigènes.

En complémentant systématiquement les enfants en vitamine C (Acide L-Ascorbique), il réussit à faire passer la mortalité infantile de 50 % à 0 % !

Et puis brutalement, les enfants recommencèrent à mourir malgré la supplémentation ! Il se mit à chercher tout ce qui pouvait expliquer ce désastre : diététique, oligo-éléments, autres vitamines. Rien n'y faisait… Et puis tout d'un coup, la lumière lui vint : on venait de commencer les campagnes de vaccination systématique et obligatoire en Australie !

Il semble bien que ce problème **d'équilibre entre *vitamines et vaccinations*** soit à la base de tous ces soucis de santé chez les petits enfants, mais aussi chez les adultes et en particulier vis-à-vis de la gravité des processus cancéreux.

Attention, j'insiste sur le fait que les vitamines ne soignent pas le cancer. Mais il est probable qu'elles rendent son évolution plus favorable.

Faute d'étude sérieuse sur ces substances, nous ne pouvons que relater certains faits ponctuels étonnants, comme la guérison spectaculaire d'Alan Smith, un fermier néo-zélandais, atteint de grippe porcine, d'une pneumonie, d'une leucémie et d'un scorbut. Il saignait du nez, de la bouche et des intestins. Son état comateux était jugé désespéré et les médecins avaient averti la famille qu'ils comptaient débrancher les appareils... Contre l'avis des médecins, la famille insista pour que l'on administre à Alan de hautes doses de vitamines C. Les difficultés pour obtenir satisfaction furent énormes :

Les médecins avaient déclaré : « Le type de leucémie dont souffre M. Smith pourrait être traité si c'était la seule maladie dont il souffrait. Cependant étant donné son insuffisance respiratoire, il n'est pas possible que Monsieur Smith puisse survivre. »

Face à la demande de sa famille, la réponse avait été catégorique : « Le groupe est unanime pour dire que Monsieur Smith doit être "débranché" des appareils et qu'il lui soit permis de mourir en paix. Continuer ne ferait que postposer un décès inévitable... Tout le personnel des soins intensifs est d'accord pour dire que la vitamine C ne lui sera d'aucune aide. Nous sommes tous d'accord pour déclarer que Monsieur Smith ne pourra survivre. »

Cependant un membre du personnel quelque peu mal à l'aise pensa que l'on pourrait attendre jusqu'au vendredi suivant avant de débrancher les appareils. Si alors aucune amélioration ne s'était produite, il serait débranché des appareils.

L'hôpital accepta à contrecœur d'administrer la vitamine C, et M. Smith commença immédiatement à montrer les signes d'un rapide rétablissement. En quelques semaines il fut complètement rétabli[11].

Autre exemple, le médecin-chef de l'hôpital de Shanghai utilisa des perfusions de vitamine C à haute dose sur les patients atteints de COVID grave, et il a obtenu des résultats très positifs. Pas un seul décès parmi les patients ainsi traités, et ceci quels que soient leur âge et leur état de santé[12].

---

11 http://initiativecitoyenne.be/article-un-cas-desespere-gueri-par-de-la-vitamine-c-que-l-hopital-ne-voulait-pas-administrer-un-cas-exempla-109903088.html

12 https://blogs.mediapart.fr/ninhursag/blog/200320/la-chine-maitrise-le-coronavirus

Les carences en vitamine C

Les carences sont généralisées dans notre société occidentale. Compte tenu des Apports journaliers recommandés (AJR) : un adulte français sur deux consomme moins de vitamine C que ce qui est conseillé. Le phénomène est encore plus accentué qu'il n'y paraît, puisque ces AJR définis officiellement seraient bien en deçà des véritables besoins de la population[13] selon certains chercheurs intègres[14]. Et il semble bien que les besoins, en phase de maladie, sont encore plus importants.

Nous devons redécouvrir les manifestations de cette carence, aujourd'hui totalement méconnues : le SCORBUT et la MALADIE DE BARLOW.

Le scorbut

Ce terme désigne la pathologie de carence en vitamine C de l'adulte. Il se manifeste dans ses formes graves par :

1- Un état de stress – sympathicotonie – très important :

- Irritabilité
- Dépression
- Tremblement
- Énervement
- Anorexie
- Insomnie

2- Un état d'hyperoxydation :

- Un essoufflement rapide
- Des douleurs musculaires

---

[13] L'être humain est incapable de synthétiser cette précieuse substance. La plupart des animaux, par contre, en sont capables. Une chèvre, par exemple, de corpulence à peu près équivalente à un humain normal, synthétise chaque jour 8 à 10 grammes d'Acide L-Ascorbique. Et cette synthèse double en cas de maladie ou de stress…

[14] Cf. bibliographie en fin de chapitre.

- De la fièvre
- Un syndrome hémorragique. Il est surtout net au niveau de la bouche (gencives), mais également à tous les étages de l'organisme. Les ecchymoses et les épistaxis (saignements de nez) sont fréquentes et apparaissent au moindre choc
- Un important déchaussement des dents par nécrose gingivale. Les dents finissent par tomber
- Une tendance à la purulence à tous les niveaux de l'organisme, en particulier au niveau des gencives et des dents
- Une dévitalisation générale avec sensation de faiblesse générale, teint gris et dégradation progressive de toutes les fonctions de l'organisme

L'évolution peut être assez rapidement mortelle, dans des souffrances particulièrement pénibles.

La maladie de BARLOW

Sir William BARLOW était un médecin anglais (1845/1945). Il est le premier à avoir décrit le ***scorbut infantile*** et lui a donné son nom. Cette maladie se caractérise par l'absence de nécrose gingivale hémorragique chez les enfants – d'où sa méconnaissance habituelle par la médecine conventionnelle. Mais nous retrouvons chez eux les notions de stress et d'hyperoxydation :

1) L'état de stress se caractérise par :

- Un opisthotonos (*la tête est rejetée en arrière*). Ce phénomène s'observe au cours du sommeil en particulier. Un enfant qui dort habituellement avec la tête rejetée en arrière est en carence de vitamine C ! Dans les cas graves, on parle de **« raideur méningée »**, le symptôme majeur des méningites. Les « méningites virales » ne seraient-elles pas en fait des maladies de Barlow ? Il serait facile et peu onéreux de le vérifier en proposant par principe une injection IM ou IV de vitamine C !

- De l'agressivité qui se manifeste par des pleurs continuels et de l'agitation ! Cela peut d'ailleurs amener les parents à « secouer » l'enfant, d'où parfois la suspicion de maltraitance… Seuls le bercement ou les vibrations de la voiture calment ces petits malades. C'est ce qui correspond au remède CHAMOMILLA 15 CH en homéopathie – très utilisé pour apaiser les percées dentaires des petits enfants. Signalons d'ailleurs qu'une percée dentaire est parfaitement indolore lorsque l'enfant consomme régulièrement de la vitamine C en quantité suffisante.
- De l'anorexie : l'enfant n'a pas faim, et de plus il hurle de colère chaque fois que l'on veut le faire manger !

2) L'état d'hyperoxydation d'autre part :

Le foie est le premier touché, et manifeste la carence par une très forte tendance hémorragique, avec des hématomes multiples spontanés. Ces hématomes ont tendance à se nécroser en leur centre lorsque la guérison traîne, ce qui donne un aspect d'ulcérations noirâtres que l'on peut prendre – à tort – pour des brûlures de cigarettes, d'autant qu'ils vont alors vite suppurer.

Mais les hémorragies touchent absolument tous les tissus, tant superficiels (*peau et muqueuses*) que profonds. Il y a des hémorragies buccales, gastriques, intestinales. Certaines sont rapidement visibles et alerteront parents et médecins. D'autres hémorragies sont plus difficilement visibles et nécessitent des procédés d'investigations plus sophistiqués pour être diagnostiquées :

- Hémorragies intrapéritonéales qui peuvent se manifester par des troubles évoquant une péritonite,
- Hémorragies au fond de l'œil,
- Hémorragies intracrâniennes. Les hémorragies cérébrales peuvent déclencher des paralysies.

Lorsqu'elles atteignent la région sous-durale (une des membranes qui enveloppe et protège le cerveau), le pronostic devient très rapidement mortel.

Des suppurations se généralisent : elles touchent tous les organes, mais principalement la sphère ORL (rhinorrhée purulente, conjonctivite, otorrhée, pharyngite, ophtalmie…). Les infections pulmonaires ou gastro-intestinales sont également fréquentes, pouvant se compliquer par des déshydratations parfois mortelles.

Le squelette est également très vite touché. Les os deviennent fragiles comme du verre et les fractures sont monnaie courante. On les observe à la moindre traction. Cette manifestation est très voisine de « la maladie des os de verre » (syndrome de Lobstein), même si les tests biologiques restent négatifs. Le Dr KALOKERINOS a pu démonter l'hypothèse de maltraitance à enfant dans un procès célèbre en Australie en réclamant l'exhumation de la petite victime pour pratiquer une densitométrie osseuse.

Dans ces états, aucun médicament n'est efficace, ni homéopathique, ni allopathique. Les calmants en particulier sont sans effet et l'état de l'enfant ne fait que s'aggraver malgré leur accumulation. En revanche, la prise de vitamine C en quantité suffisante (souvent, 1 gramme en injection IM suffit chez ces bébés) peut avoir des effets étonnants. Les médicaments précédemment ingérés deviennent alors actifs. Le Dr KALOKERINOS[15] raconte comment certains enfants ont pu sombrer dans un sommeil comateux après une injection de vitamine C. Les calmants – administrés en excès avant la prise de vitamine C – devenaient alors actifs.

En France, la maladie de Barlow est loin d'être une exception. Un exemple relativement récent et très médiatisé est celui du petit **Lubin** – décédé dans le coma vers l'âge de 2 mois – pour lequel la maman, Magali Guillemot[16], a été

---

[15] Cf. le livre « **MORT SUBITE DU NOURRISSON** » par le Dr Archie Kalokerinos, Édilivre

[16] Magali Guillemot, *Moi qui n'ai pas tué mon fils*, Éditions Grasset.

condamnée à 15 ans de prison ferme pour soi-disant maltraitance à enfants au cours de l'hiver puis de l'automne 2001. Dans ce cas précis et après consultation de l'avocat de la maman, il y avait à l'autopsie :

- des hémorragies méningées, des hématomes sous duraux multiples, et des hémorragies intracérébrales,
- des hémorragies internes diffuses : estomac et intestins un peu partout (*il avait présenté des vomissements de sang les derniers jours*),
- des hématomes sous-cutanés partout,
- des hémorragies au niveau de la rétine (impossibles à attribuer à un traumatisme : ces lésions n'interviennent que lorsque le syndrome hémorragique relève d'une pathologie généralisée),
- aucune anomalie du bilan de coagulation par ailleurs, malgré ce syndrome hémorragique diffus...
- des fractures multiples. Mais comme on pouvait s'y attendre, il n'a pas été possible de diagnostiquer un syndrome de Lobstein (« maladie des os de verre »),
- une immense fatigue chez la maman au cours et à la fin de la grossesse...

Il s'agit donc indubitablement d'une maladie de Barlow méconnue, prise à tort pour de la maltraitance parentale.

Bibliographie

Abusez des vitamines de Linus Pauling, Éditions Sand, 1988

La Vitamine C contre le cancer de Linus Pauling, Éditions Étincelles, Québec, 1982

Le Nouveau Guide des vitamines, de Thierry Souccar et Jean-Paul Curtay, Éditions du Seuil, 1996

Forme et Santé : une révolution. La médecine orthomoléculaire, de Dominique Rueff, Éditions du Rocher, 1992

Le Paradis perdu de MU de Louis-Claude Vincent, Éditions Le Souffle d'Or

Vitamine C, pour tous et pour la vie, de Dominique Rueff, Éditions Jouvence, 2000

Notre Ange gardien, la vitamine C, de Pierre Corson, Éditions G. Trédaniel, 1995

La Thérapie des vitamines et de l'alimentation, de Michael Lesser, Éditions Terre vivante

Toutes les vitamines, pour vivre sans médicaments, de Jean-Louis Pasteur, Éditions J'ai Lu, 1999

Les médecins aujourd'hui

Au total, notre médecine reste incontournable dans bien des domaines mais semble arriver à ses limites. Il est regrettable qu'elle ne s'ouvre pas plus à des démarches parallèles, comme la psychosomatique, la naturopathie ou les vitamines. Et si elle ne le fait pas, ne serait-ce pas pour des raisons en partie étrangères à cet art ?

Le plus grand problème à ce jour me semble être les conflits d'intérêts. Ils sont liés essentiellement à l'industrie pharmaceutique. Certes, la fabrication des médicaments est essentielle, et nous avons besoin de cette industrie aujourd'hui. Mais les médicaments anciens, efficaces et peu onéreux sont écartés – voire interdits – et les remèdes de phytothérapie et les vitamines, qui ne sont pas brevetables, sont aux oubliettes. C'est bien dommage. Les vitamines à bonne dose pourraient remplacer dans bien des cas les antibiotiques. Et la phytothérapie propose des remèdes efficaces avec beaucoup moins d'effets secondaires. Mais voilà : cela ne rapporte pas ! L'intérêt financier surpasse le bien-être du malade.

Le médecin est « acheté » insidieusement pour promouvoir les nouvelles molécules. Ça commence par des repas dans des restaurants prestigieux – souvent sous prétexte de rencontrer des confrères. Ça continue avec des invitations à des croisières de « perfectionnement », tous frais payés… Et ça peut aller beaucoup plus loin, avec des « pots de vin » en cash, surtout si le médecin devient connu et communique par les médias mainstream. J'ai pu faire personnellement l'expérience de ce genre de pratique lorsque j'étais médecin de campagne. N'ayant aucune envie de changer mes habitudes de prescription pour les remèdes courants puisque j'étais satisfait de mes résultats, les « invitations » se sont très vite raréfiées dès la fin de ma première année d'exercice.

L'Ordre des médecins

Cette institution mise en place en octobre 1940 sous le régime de Vichy, dans une finalité peu glorieuse (exclusion et dénonciation des médecins juifs), a été dissoute le 27 août 1944 puis remise en vigueur le 24 septembre 1945.

Sa toute première mission aujourd'hui est de relayer les consignes du gouvernement. Il est l'interlocuteur privilégié des pouvoirs publics. Il autorise l'exercice de la médecine en France et il a le devoir de faire respecter le Code de Déontologie médicale, publié pour la première fois le 28 juin 1947. Le but est le maintien des principes de moralité, de probité, de compétence et de dévouement indispensables à l'exercice de la médecine.

Sa dimension juridictionnelle fait appel à un magistrat professionnel, mais seulement depuis l'an 2000.

À noter que, selon l'aveu écrit du Pr Glorion le 5 octobre 1995, président du Conseil national de l'Ordre entre 1993 et 2001, l'Ordre des médecins n'a compétence ni sur le plan juridique, ni sur le plan scientifique pour apprécier la valeur d'une recommandation « médicale » émanant des pouvoirs publics. Cette appréciation revient au ministère de la Santé, à l'Académie nationale de médecine et au Conseil supérieur d'hygiène publique (équivalent de l'actuelle HAS) en France.

Malgré cette incompétence, cette institution se permet de poursuivre les médecins qui s'écartent de la doxa des pouvoirs publics – même si cette doxa est en contradiction avec le serment d'Hippocrate et le Code de Déontologie – et de les sanctionner parfois très lourdement. Ce sont en général les membres du Conseil de l'Ordre qui sont les plaignants et ils étaient également les seuls juges jusqu'en 2000. On m'objectera que c'est normal, qu'ils ne sont pas là pour définir la doctrine, mais garantir son application, et qu'on ne peut pas le leur reprocher.

Mais ce qu'on peut leur reprocher, en revanche :

- c'est de ne pas relayer les alertes des médecins face aux traitements promus par l'État,
- c'est de ne pas considérer que leur responsabilité est à double sens.

Ils devraient aussi être les gardiens de la profession en questionnant les politiques publiques lorsque les praticiens détectent des défaillances. Quel est au fond le statut des lanceurs d'alerte pour le Conseil de l'Ordre ? Telle est la question...

Au total, il me semble clair que cette institution agit de manière descendante au bénéfice de l'État et à charge contre ceux qui ont une vision différente, sans ouvrir le débat ni approfondir les points qui remontent du terrain. N'a-t-elle pas glissé insidieusement dans un conformisme incompatible avec la science et avec la déontologie qu'elle est censée défendre ?

À titre d'exemple, lors des débuts de la crise COVID, l'utilisation de l'Hydroxychloroquine était préconisée par les plus grands spécialistes en Chine, et le Pr Didier Raoult s'est conformé à leurs recommandations. Ce qui ne l'a pas empêché d'être poursuivi par le Conseil de l'Ordre (cf. annexe VI).

Le serment d'Hippocrate précise bien : **« Je ne remettrai à personne une drogue mortelle si on me la demande, ni ne prendrai l'initiative d'une telle suggestion »**. Or, lors de la crise COVID, nous avons constaté :

- L'incitation à prescrire un remède hautement toxique et bien peu efficace : le REMDESIVIR,
- L'utilisation du **RIVOTRIL injectable** en particulier dans les EHPAD : le fameux « protocole palliatif Covid[17] ». Il a été à l'origine de nombreux décès parmi les

---

[17] Décret n° 2020-293, chapitre 7, article 12-3 (du 28 mars au 11 mai 2020). Ce qui coïncide avec le plus fort taux de mortalité. Les seules ventes en pharmacie de ville de RIVOTRIL injectable ont augmenté de 59 % en mars, et de 227 % en avril par rapport aux prescriptions moyennes entre 2017 et 2019 ! Ces chiffres ne tiennent pas compte des ampoules en

personnes âgées. Il s'agissait d'un protocole d'euthanasie à peine déguisé, pour lequel des Groupes d'intervention rapide ont visité les EHPAD ! Il ne s'agissait pas pour ces personnels hospitaliers de soigner les malades, mais de les achever, sous prétexte d'un risque de saturation des hôpitaux : ce qui n'a jamais été le cas en 2020 !

- L'inoculation de vaccins expérimentaux manifestement responsables d'effets secondaires gravissimes.

Tout cela aurait dû être interdit par le Conseil de l'Ordre compte tenu du Code de Déontologie médicale. Et il aurait dû protéger les médecins prenant délibérément position contre ces pratiques. Au lieu de cela, il a poursuivi outrageusement tous les médecins qui n'allaient pas dans le sens des recommandations des pouvoirs publics.

La Miviludes

La Mission interministérielle de vigilance et de lutte contre les dérives sectaires, ou MIVILUDES, est un organisme de l'État français, créé en 2002. Elle a été rattachée au ministère de l'Intérieur en 2020.

Elle a pour mission d'observer et d'analyser le phénomène des dérives sectaires, d'informer le public sur les risques qu'elles représentent et de coordonner l'action préventive et répressive des pouvoirs publics.

Les fonctions de la mission sont définies par un décret en 2002 :

- Observer et analyser le phénomène des mouvements à caractère sectaire dont les agissements sont attentatoires aux droits de l'homme et aux libertés fondamentales, ou constituent une menace à l'ordre public, ou sont contraires aux lois et règlements ;

---

provenance directe des hôpitaux (dont les Groupes d'intervention rapide dont nous parlions plus haut).

- Favoriser, dans le respect des libertés publiques, la coordination de l'action préventive et répressive des pouvoirs publics à l'encontre de ces agissements ;
- Développer l'échange des informations entre les services publics sur les pratiques administratives dans le domaine de la lutte contre les dérives sectaires ;
- Contribuer à l'information et à la formation des agents publics dans ce domaine ;
- Informer le public sur les risques, et le cas échéant les dangers, auxquels les dérives sectaires l'exposent et de faciliter la mise en œuvre d'actions d'aide aux victimes de ces dérives ;
- Participer aux travaux relatifs aux questions relevant de sa compétence, menés par le ministère des Affaires étrangères dans le champ international.

L'état annuel du phénomène sectaire est publié dans un rapport, et sa mission d'information l'amène aussi à publier des guides spécifiques.

La question ici est de définir la notion de SECTE. Ce terme a pour origine le SECTEUR qui est une portion limitée d'un cercle. Par définition, la secte va limiter l'appréhension du réel par l'adepte. Il n'a plus une vision à 360°. Il est sous emprise mentale et il enrichit le gourou. Il est clair que ce phénomène est négatif et génère bien des souffrances.

Par contre, **assimiler une pensée discordante par rapport à la pensée dominante à un phénomène sectaire est totalement abusif. C'est une dérive grave qui relève de l'inquisition**. La vie pose de multiples questions métaphysiques pour lesquelles ni l'État, ni la société, n'ont des réponses définitives. Et quand bien même elles les auraient, ces réponses n'auraient pas à être imposées, au nom du principe de la liberté de pensée... Chaque individu a le droit de mener ses recherches et de cheminer à son rythme...

Cette dérive de la MIVILUDES se focalise essentiellement sur la médecine, dès lors qu'elle ne se plie pas aux injonctions de l'industrie pharmaceutique relayées par les pouvoirs publics.

Les médecins, praticiens de terrain, vont nécessairement évoluer et prendre des orientations en fonction de leur expérience. Cela ne les amène pas à ignorer leur formation initiale, mais il est inévitable que, s'ils s'aperçoivent qu'un traitement est dangereux et qu'ils en tirent les conséquences, ils se doivent d'alerter leurs clients et la population. Ce faisant, ils tombent sous le coup de l'accusation de secte. Aujourd'hui, nous en sommes là.

Voulant prévenir les dérives doctrinales, l'État – via la MIVILUDES – censure un débat scientifique indispensable au bon fonctionnement de la médecine…

De nos jours :

1- Cet organisme s'occupe de plus en plus de toutes les opinions contraires à la doxa officielle et les catalogue comme des « dérives sectaires ». Et elle se focalise tout particulièrement sur les politiques de santé publique. Les opinions divergentes constituent ce que l'on nomme aujourd'hui : « le complotisme ». Elles pourraient soi-disant mettre des personnes en « état de faiblesse » en situation de « sujétion psychologique ou physique » et les priver d'une partie de leur libre arbitre. Ce qui revient à interdire le débat tant au niveau politique que scientifique et en particulier médical. De ce fait, la MIVILUDES s'oppose clairement à la liberté de conscience de chacun.

2- La MIVILUDES fonctionne à partir de signalements qui lui parviennent de particuliers ou d'organismes comme l'Ordre des médecins. **Ces signalements sont le plus souvent de la pure délation ou l'expression d'opinions divergentes.** Il est clair que la MIVILUDES ne vérifie jamais ces allégations. Elle n'enquête pas sur les personnes incriminées, ne va jamais les interviewer et ne leur donne donc aucune possibilité de s'expliquer et de se justifier. Elle procède à charge de manière systématique, sans débat contradictoire. Ses signalements comme les procédures judiciaires qu'elle met en œuvre relèvent donc clairement de la diffamation, car être étiqueté « secte » est particulièrement infamant et stigmatisant.

Suffit-il d'accuser pour punir ? Suffit-il de se plaindre que quelqu'un ne pense pas comme nous pour en faire un coupable ?

À noter que l'article 134 de la loi relative à la simplification du droit et à l'allègement des démarches administratives du 29 février 2012 visant à protéger cet organisme contre toute poursuite pénale pour diffamation a été censuré le 15 mars 2012 par le Conseil constitutionnel.

Il reste donc possible d'attaquer la MIVILUDES en justice. D'ailleurs, l'année suivante, Georges Fenech, alors président de la MIVILUDES, a été condamné pour diffamation publique à l'encontre de la Société française de défense de la tradition, famille et propriété, par la 17e chambre du Tribunal correctionnel de Paris qui a relevé « le manque de rigueur dans les vérifications ainsi que le manque de prudence dans l'expression d'un organisme étatique qui ne saurait se livrer à des approximations ». Et il est notoire qu'il n'y avait jamais eu de vérification.

Pour conclure, il est clair que la médecine n'est pas une science exacte et que le débat doit rester possible. Par son positionnement, la MIVILUDES dérive dans l'attitude qu'elle est censée combattre et relève du sectarisme le plus primaire, interdisant toutes les ouvertures à d'autres formes de soins et de pensée.

Par ailleurs, les politiques de santé publique ont montré clairement leurs dérives dogmatiques et génocidaires avec la crise du Covid. Ce sont elles qui mettent la population en état de sujétion. De ce fait, la MIVILUDES se situe dans une posture dangereuse.

J'ai mis bien des années pour comprendre ces mécanismes délétères et rechercher les bases d'une bonne médecine, dans l'intérêt des patients et en accord avec le serment d'Hippocrate.

Aujourd'hui, je suis poursuivi par la justice – sur plaintes de l'Ordre des médecins et de la Miviludes – et il m'est interdit de travailler, d'enseigner ou de parler en public. Mais cela doit changer : il faut sortir de ce cauchemar.

Ma nouvelle fonction – comme ministre de la Santé – au sein du Gouvernement de l'État de Savoie en cours de décolonisation depuis le 27 octobre 2023 va nous y aider.

Serment d'Hippocrate

Je jure par Apollon médecin, par Asclépios, par Hygie et Panacée, par tous les dieux et toutes les déesses, les prenant à témoin, de remplir, selon ma capacité et mon jugement, ce serment et ce contrat :

De considérer d'abord mon maître en cet art à l'égal de mes propres parents ; de mettre à sa disposition des subsides et, s'il est dans le besoin, de lui transmettre une part de mes biens ;

De considérer sa descendance à l'égal de mes frères, et de leur enseigner cet art, s'ils désirent l'apprendre, sans salaire ni contrat ;

De transmettre, les préceptes, des leçons orales et le reste de l'enseignement à mes fils, à ceux de mon maître, et aux disciples liés par un contrat et un serment, suivant la loi médicale, mais à nul autre ;

J'utiliserai le régime pour l'utilité des malades, suivant mon pouvoir et mon jugement ; mais si c'est pour leur perte ou pour une injustice à leur égard, je jure d'y faire obstacle.

Je ne remettrai à personne une drogue mortelle si on me la demande, ni ne prendrai l'initiative d'une telle suggestion. De même, je ne remettrai pas non plus à une femme un pessaire abortif.

C'est dans la pureté et la piété que je passerai ma vie et exercerai mon art.

Je n'inciserai pas non plus les malades atteints de lithiase, mais je laisserai cela aux hommes spécialistes de cette intervention.

Dans toutes les maisons où je dois entrer, je pénétrerai pour l'utilité des malades, me tenant à l'écart de toute injustice volontaire, de tout acte corrupteur en général, et en particulier des relations amoureuses avec les femmes ou les hommes, libres ou esclaves.

Tout ce que je verrai ou entendrai au cours du traitement, ou même en dehors du traitement, concernant la vie des gens, si cela ne doit jamais être répété au-dehors, je le tairai, considérant que de telles choses sont secrètes.

Eh bien donc, si j'exécute ce serment et ne l'enfreins pas, qu'il me soit donné de jouir de ma vie et de mon art, honoré de tous les hommes pour l'éternité. En revanche, si je le viole et que je me parjure, que ce soit le contraire.

I- MON PARCOURS PROFESSIONNEL

Ce chapitre est important, même s'il semble relever d'une banale autobiographie. Je suis un médecin généraliste, non un chercheur de haut niveau. J'ai été confronté tout au long de ma vie professionnelle à la souffrance de milliers de personnes que j'ai tenté de soulager.

Mes études m'ont beaucoup apporté. Mais l'expérience de terrain m'a apporté plus encore. L'examen clinique approfondi et systématique de chaque malade permet d'acquérir une sûreté de diagnostic qu'aucun livre n'apporte. Mes erreurs ont été également des occasions d'enrichir cette expérience, d'apprendre la prudence et de savoir déléguer lorsque je me sentais dépassé.

J'ai tenté de faire profiter mes confrères de mes découvertes. Bien peu parmi eux ont accepté de se remettre en question. Et lorsque je me suis permis de demander de l'aide à l'Ordre des médecins pour diffuser mes interrogations, j'ai été confronté à un déni absolu, puis poursuivi et sanctionné abusivement. Comme si la médecine était une science parvenue à la perfection, ne supportant plus la moindre contradiction ou réflexion.

1- Mes premières découvertes

Né en 1947, j'ai fait mes études de médecine à la faculté de Montpellier et j'ai passé ma thèse fin 1973.

Je me suis installé comme médecin de campagne dans un petit village de l'Aveyron en décembre 1973. Le climat y était rude mais sain. Il n'y avait pas de pollution notable puisque l'essentiel de la vie agricole était l'élevage bovin et ovin… Les adultes étaient solides et résistants.

Ce travail m'a passionné. À l'époque, le médecin de campagne faisait un peu de tout : le suivi des femmes enceintes, l'accompagnement de l'accouchement (il y avait une quinzaine de naissances par an dans mon secteur), le suivi des bébés et des enfants, la médecine pour les adultes et les vieillards, la petite chirurgie…

Pourtant, j'ai très vite été sidéré par l'état de santé déplorable des bébés et des enfants : rhinopharyngites purulentes, otites, bronchites, bronchiolites, laryngites striduleuses asphyxiantes, gastro-entérites, ils étaient malades 15 à 20 jours par mois d'octobre à mai inclus !

J'ai très vite complémenté ma formation par la Naturopathie (école du Dr Paul Carton[18]) et par l'Homéopathie pour éviter de recourir sans cesse aux antibiotiques et à la cortisone qui sont certes efficaces sur le moment, mais avec lesquels les récidives sont fréquentes. Par ailleurs, ils fragilisent considérablement les patients sur le long terme.

C'était l'époque où les pédiatres s'installaient progressivement en ville : auparavant, ils se cantonnaient en milieu hospitalier. Ces praticiens innovaient beaucoup, en particulier sur le plan diététique. Et les généralistes les imitaient, bien sûr : moi comme les autres ! L'allaitement maternel était démodé, le jus de viande rouge remplaçait le lait pour les prématurés, le lait maternisé et la nourriture solide précoce (les petits pots étaient déjà là !) étaient la règle dès l'âge de 3 mois…

Au bout de deux ans de pratique, compte tenu de l'état de santé désastreux des bébés, il m'a semblé plus cohérent de revenir à un peu plus de bon sens sur ce plan. J'ai vivement conseillé aux mamans d'allaiter leur bébé au moins six mois pour le protéger grâce aux anticorps contenus dans leur lait, d'en rester à une alimentation essentiellement lactée au moins la première année, et de n'introduire que très progressivement des compléments solides à partir de 6 mois avec un peu de

---

[18] Si l'enseignement de cette école m'a beaucoup apporté, je trouve néanmoins regrettable l'absence d'information sur les vitamines et leur importance.

jaune d'œuf dans un premier temps… Mais j'ai été forcé de constater que cette réforme alimentaire n'améliorait rien.

Ce n'est qu'au bout de trois ans d'exercice que **j'ai soudain réalisé que le bébé, de 0 à 9 mois, grandit de 4 à 5 cm et grossit de 500 g à 1 kg par mois.** Soit une poussée de croissance colossale, inimaginable si nous n'y étions pas habitués.

Nous savons tous qu'un adolescent grandit de 1 cm par mois environ et que cette poussée de croissance le fatigue ! Si nous faisons un parallèle avec le bébé qui mesure en moyenne 50 cm à la naissance, en admettant que l'adolescent parte d'une taille de 1,50 m, la poussée de croissance du bébé correspondrait pour l'adolescent à quelque chose comme 12 à 15 cm par mois. Si tel était le cas, il ne serait pas seulement fatigué mais grabataire !

Et pendant cette poussée de croissance phénoménale, les médecins (moi y compris) inoculaient à ces bébés ce que je pensais alors être des « maladies atténuées », c'est-à-dire des vaccins[19] :

- Un BCG à la naissance, à savoir une maladie chronique localisée au point d'inoculation qui dure plusieurs mois, marquée par un peu de fièvre le soir et une fragilisation au niveau des poumons et de la sphère ORL (sinus, gorge, nez, larynx).
- Trois injections de TETRACOQ (ce qui se faisait à l'époque), soit chaque fois 6 vaccins : 3 souches POLIO, une souche COQUELUCHE, et deux anatoxines, DIPHTÉRIE et TÉTANOS.
- Un vaccin antivariolique aux alentours de 1 an.

Soit au total une vingtaine de maladies atténuées. À noter que je n'avais pas conscience à l'époque de la nocivité possible des adjuvants de l'immunité. Et je ne critiquais pas les vaccins. Mais le risque pour ces bébés de développer les maladies pour

[19] Se reporter au chapitre sur les vaccins pour approfondir cette question.

lesquelles ils étaient vaccinés était infime, et les obligations légales mentionnaient simplement que les vaccinations devaient être commencées avant 1 an. Était-il raisonnable et opportun de faire ces inoculations pendant cette phase de croissance majeure ? Il m'a semblé raisonnable de patienter. **J'ai donc proposé aux mamans de ne commencer ces vaccins qu'un peu avant 1 an !**

Et là, ma surprise a été totale : les enfants n'étaient pratiquement plus jamais malades. Ils avaient tout au plus un peu de fièvre au moment des poussées dentaires, ce qui était facilement contrôlé par de l'aspirine à faible dose. J'avoue que je ne m'attendais pas du tout à un tel résultat.

2- Ma carrière d'homéopathe à Orange – de 1978 à 1994

L'homéopathie me passionnait. Elle me paraissait une alternative efficace aux traitements chimiques, sans risque d'effets secondaires, et beaucoup plus respectueuse de la physiologie du vivant. Pour moi, à l'époque, une maladie pouvait être une invitation à se reposer et à « nettoyer » l'organisme. Mais les paysans ne l'entendaient pas de cette oreille. Pour eux, les travaux des champs ne devaient pas être interrompus. Ils préféraient de beaucoup user des antibiotiques et de la cortisone et rester au volant de leur tracteur !

Je décidais donc de quitter l'Aveyron pour le Vaucluse, à Orange, où je me suis installé en mai 1978 en tant qu'homéopathe.

L'homéopathie est une thérapeutique très différente de l'allopathie. Elle n'agit pas en imprégnant l'organisme de substances chimiques à visée curative. Son mode d'action n'est pas clairement identifié : il semble qu'elle agisse en focalisant les processus d'autoguérison sur le problème que l'on veut traiter. Un peu comme si elle mobilisait l'énergie vitale du malade dans un sens précis. Encore faut-il que cette énergie vitale soit suffisante.

Mon tout premier client à Orange était un petit garçon de 4 ou 5 ans qui souffrait d'une otite purulente évoluant depuis plus de trois semaines. Les parents attendaient mon installation pour me soumettre son cas. Et j'ai vu arriver un petit bonhomme complètement épuisé, sans force. Ma première prescription en tant qu'homéopathe a donc été un traitement antibiotique injectable !

Tout en travaillant comme homéopathe, j'ai continué à approfondir mes connaissances en étudiant la Médecine traditionnelle chinoise qui me paraissait un excellent complément à ma pratique. J'ai fait par ailleurs une psychanalyse didactique, ayant l'intuition qu'il devait y avoir un lien entre maladies et stress.

Cette intuition est aujourd'hui confirmée par de grands spécialistes. Daniel Goleman l'explique, dans son livre *L'Intelligence émotionnelle* aux éditions « J'ai lu » en se basant sur les travaux du **Dr Joseph Ledoux**, un grand neurologue américain. Il est clairement établi que le cerveau émotionnel et notamment l'amygdale est capable de court-circuiter le cortex préfrontal et les fonctions mentales supérieures lorsque nous sommes en sur-stress et que nous percevons une situation de danger que nous ne nous croyons pas capables de surmonter. L'amygdale interprète tout comme si c'était de l'ordre de la survie et déclenche alors des réactions extrêmes, grossières et imprécises sur le plan moteur et sur le plan émotionnel.

Sachant que les émotions sont d'abord des réactions biologiques et physiologiques, il est facile de faire le lien avec la psychosomatique, à savoir qu'un stress majeur peut déclencher une réaction archaïque qui va conduire à une réponse biologique, puisque le mental est « désactivé » en quelque sorte…

Ce n'est qu'au bout d'une année à Orange que j'ai été interpellé un jour par un jeune papa ! Cet homme n'avait aucune qualification médicale, mais il était opposé aux vaccinations. Pourtant, il désirait s'en remettre à mon point de vue par principe : je pensais alors que les vaccins étaient utiles et sûrs, mais ne devaient être pratiqués qu'après la première année de la vie. Il me demanda donc une ordonnance pour vacciner ses deux enfants en me promettant qu'il achèterait les vaccins, les garderait au frigo à +4°, et attendrait mon appel pour m'amener ses enfants afin que je les vaccine. Il me demandait simplement de lire un livre qu'il me prêtait avant de prendre ma décision. Ce livre était : *L'Intoxication vaccinale* de M. Fernand Delarue, éditions du Seuil.

Ce livre a ébranlé mes convictions. Il fournit en effet des données factuelles, vérifiables et bien souvent démontrées, que :

- Les vaccins n'ont jamais pu éradiquer les maladies, ce qui est observable à travers plusieurs indicateurs (voir chapitre sur les vaccins).
- Les épidémies régressent sans les vaccinations et, dans bien des cas, la vaccination systématique les relance.
- Partant de l'hypothèse qu'une maladie est obligatoirement déclenchée par un agent microbien ou viral agresseur, les autres facteurs éventuels ne sont pas explorés : l'alimentation, le mode de vie, les prédispositions individuelles, l'exposition à un produit toxique, les carences en vitamines, etc. Ce qui laisse penser qu'aucune étude épidémiologique sérieuse n'a jamais été faite !
- Les effets secondaires sont bien rarement déclarés. Ils sont pourtant fréquents et souvent graves : mort, paralysies, allergies, maladies auto-immunes… Et quand ils sont déclarés par les médecins, les autorités parlent de coïncidence sans lien avec l'acte vaccinal qui est « parfaitement inoffensif », quand elles ne font pas

carrément obstruction aux enquêtes diligentées par la justice.

En approfondissant ces questions autour de la vaccination (sachant qu'en tant que médecin nous sommes peu formés à la vaccinologie et nous faisons confiance aux directives qui nous sont données), je me rendis compte que ces données étaient ignorées : involontairement, volontairement ? Alors que je m'attendais à trouver sur cette question un débat scientifique respectueux centré sur l'intérêt des patients, je constatais une sorte de déni, de rigidité, ce qui me semblait non seulement incompatible avec l'exigence de rigueur scientifique, mais surtout dangereux pour les patients et contraire au serment d'Hippocrate. D'une certaine manière, j'avais l'impression que la vaccination ne relevait donc pas de la science mais d'une croyance quasi religieuse !

Ayant acquis la conviction que les vaccins étaient globalement nocifs pour la santé, je devins opposé à la vaccination.

Pendant des années, je me contentais de fournir de la documentation à tous mes clients, de leur proposer gratuitement des certificats de contre-indication définitive pour leurs enfants et de refuser de vacciner : chacun étant libre d'aller consulter un confrère généraliste ou pédiatre s'il tenait à vacciner ses enfants. Je ne savais pas à l'époque que j'étais déjà surveillé par l'Ordre des médecins. Mais ces certificats étaient légaux et ils ne pouvaient rien faire.

3- La campagne de vaccination contre l'hépatite B en 1994

Cette campagne de vaccination commença à la rentrée scolaire de septembre 1994. Tous les enfants des collèges et lycées y furent invités, et la campagne de publicité alla bon train, à grand renfort de clichés évoquant la santé et la liberté face à un risque totalement exagéré. Je ne peux m'empêcher de citer ici ce passage du rapport de l'Assemblée nationale du 9 mai 2001 :

« La volonté de "faire peur" sur les risques de contracter l'hépatite B a sans doute été l'un des vecteurs de cette campagne comme le prouve une certaine exagération des données médicales ; les documents officiels de la campagne parlent ainsi de **2 millions de morts par an** dans le monde, alors que l'OMS les estime à **1 million**, et de **30 000 à 100 000 le nombre de nouveaux cas en France** alors que le réseau Sentinelle estimait ce nombre à **8 000 en 1994** ; le nombre de porteurs chroniques était par ailleurs triplé (de 100 000 à 300 000). Suivant leurs impératifs d'une stratégie marketing optimale, les laboratoires pharmaceutiques contribuèrent à renforcer la teneur alarmante de ces messages sanitaires ; un document interne de l'un d'entre eux d'août 1996 souligne ainsi qu'il faut, à l'égard des adolescents, "dramatiser le danger, le risque encouru à ne pas se faire vacciner" et faire de la vaccination "un rite initiatique moderne de passage à l'âge adulte, une sorte de passeport pour les premiers baisers" ».

À ce sujet, la présentation d'un risque de transmission de la maladie par la salive a été sans doute abusivement utilisée. Les documents officiels font état d'un doute en la matière. Dans le document présentant la campagne, cosigné par le ministère du Travail et des Affaires sociales, la CNAMTS et le Comité français d'éducation pour la santé (CFES), on peut lire : « On ignore encore si l'hépatite B peut être transmise ou non par la salive et la transpiration. Des recherches sont actuellement en cours ». Cet élément d'information a été hélas très vite déformé, de nombreuses brochures et des messages radiophoniques à destination des adolescents présentant la salive comme l'un des modes certains de transmission de la maladie. Ainsi en est-il d'un dépliant remis aux jeunes, établi avec le concours d'une caisse primaire d'assurance maladie du Service de promotion de la santé en faveur des élèves dans un collège de l'Isère, qui présente les baisers comme un risque certain de transmission de l'hépatite B, au même rang que le sang ou l'échange de seringues contaminées.

Plusieurs questions fondamentales peuvent ainsi être posées sur le contenu et le pilotage de cette campagne :

- Les informations erronées sur la maladie et ses modes de contamination ont-elles été sciemment données pour « effrayer » la population ?
- A-t-on transformé une campagne de santé publique en une banale opération de marketing ?
- Un contrôle des supports de communication a-t-il été mis en place ? Les prestataires de service avaient-ils toute liberté sur le contenu des messages sanitaires ?
- Qu'est-ce qui a justifié le lancement d'une politique de vaccination massive qui a touché, par son ampleur et sa teneur, l'ensemble de la population, toutes classes d'âge confondues, alors que la France n'était qu'un pays de faible prévalence de la maladie et qu'une stratégie vaccinale plus ciblée aurait peut-être suffi ?

Nous ne pouvons que remarquer que cette stratégie de « manipulation des foules » a été utilisée de nouveau en 2020 avec la soi-disant pandémie COVID…

J'avais pu écouter, à l'époque de la campagne de vaccination contre l'hépatite B (en 1995 ?), une interview sur Europe 2 du ministre de la Santé, M. Philippe Douste-Blazy : il y expliquait que l'hépatite B était endémique surtout en Afrique et en Asie, et que c'était là que ce vaccin aurait été indiqué. Mais le prix à payer – 0,57 franc par dose – n'était pas à la portée de ces pays. À défaut, la solution proposée a donc été de vacciner les pays « développés » comme la France, où le même vaccin était vendu environ 150 F en pharmacie ! La différence de prix était déjà étonnante !

Ce vaccin était l'un des premiers à être obtenu par génie génétique. Il s'agissait donc d'un OGM inoculé directement dans la chair des personnes vaccinées. Ce qui aurait dû poser pour le moins un certain nombre de problèmes éthiques puisqu'il contient nécessairement des résidus d'ADN pouvant interagir avec le génome des personnes vaccinées.

C'est alors que je suis passé à la vitesse supérieure.

Mon premier travail fut de proposer à mes clients une petite revue *Des Clefs pour vivre* pour faire le point sur cette question des vaccins, et leur partager une partie de mon expérience d'homéopathe et de praticien en Médecine traditionnelle chinoise. Pour rester en règle vis-à-vis des autorités, j'en informais l'Ordre des médecins qui se montra réticent mais ne me l'interdit pas.

Par ailleurs, devant l'ampleur de la campagne, en novembre 1994, je me décidais à écrire à tous mes confrères pour les mettre en garde contre des directives gouvernementales qui ne me semblaient pas relever d'une démarche scientifique et sensée et qui allaient à l'encontre du Code de Déontologie médicale qui précise :

- Le médecin est libre de ses prescriptions,
- Il ne peut aliéner son indépendance professionnelle,
- Il lui est interdit de faire courir à son patient un risque injustifié,
- Il doit prescrire des études biologiques adéquates et une surveillance stricte en cas de thérapeutique nouvelle,
- Le charlatanisme[20] lui est interdit. Comme la proposition d'un remède ou d'un procédé illusoire ou insuffisamment éprouvé…

Je mis tout mon cœur à rédiger cette lettre. Je pensais m'adresser à des amis, à des confrères – c'est-à-dire des frères au niveau professionnel – dont je ne doutais pas de la compétence et de l'intégrité. J'en profitais pour évoquer les problèmes posés par d'autres vaccins : le BCG, le vaccin contre la grippe, le Tetracoq et en particulier le vaccin Polio. J'étais animé par l'importance de ces questions, je ne pouvais

---

20 Le **« charlatanisme »** est l'art d'abuser de la crédulité publique. Ce terme remonte à certains « praticiens » de moralité plus que douteuse qui parcouraient les campagnes dans leur char pour proposer des remèdes miracles, souvent à un prix exorbitant.

pas ne pas réagir, et j'ai souhaité faire simplement mon devoir…

C'était un travail énorme compte tenu du nombre de médecins : les mails n'étaient pas encore courants comme aujourd'hui, les ordinateurs facilitaient déjà la tâche mais il me restait à imprimer, plier, mettre sous enveloppe, écrire les adresses, timbrer… Je commençais par les médecins de mon département, le Vaucluse. Lorsque je reçus un bulletin de l'Ordre national des médecins à la même époque, je leur ai demandé de relayer ma lettre à l'ensemble du pays par ce biais à tous mes confrères de France !

J'ai été vraiment surpris des réactions des uns et des autres. À part deux ou trois appels encourageants de quelques confrères du Vaucluse un peu ouverts, j'ai eu droit à des dizaines de plaintes à mon encontre devant l'Ordre des médecins. Par ailleurs, lorsque l'Ordre national reçut ma demande de diffusion à tous les médecins de France, il porta plainte contre moi devant sa propre juridiction ! Je précise qu'il n'y eut aucune réponse à mes arguments : aucun contre-argument, aucun débat qui aurait amené des précisions, des données, des informations susceptibles d'éclairer la question.

Une année d'échanges houleux s'ensuivit. Je recevais tous les deux mois environ un nouveau document à charge, suite aux plaintes successives des uns et des autres. Chaque fois, je répondais par retour en proposant des arguments étayés, démontrés, scientifiques. On me répondait que j'étais insolent. Je ne comprenais pas cette levée de boucliers par rapport à un débat qui me semblait avant tout scientifique.

Je tiens à préciser que toute cette affaire n'a jamais concerné un seul de mes patients. Aucun n'a porté plainte ou ne s'est porté partie civile contre moi.

Finalement, j'ai été convoqué devant les instances régionales de l'Ordre des médecins à Marseille le 26 novembre 1995. Curieusement, mon ami avocat qui devait me soutenir et plaider ma cause a déclaré forfait une semaine avant, soi-disant parce qu'il devait se rendre à l'autre bout de la France pour des problèmes familiaux. J'ai pu faire vérifier par un confrère ami qu'il n'en était rien et qu'il était toujours chez lui… Aurait-il été menacé ?

Lors de l'audience, de nombreux amis étaient présents, désirant y assister. Mais au dernier moment, le huis clos fut décrété. L'ordre souhaitait-il que le public n'ait pas accès à ces questions et à ces informations ?

J'ai dû faire face à une trentaine de confrères, tous revêtus d'une toge noire. Cela m'a semblé disproportionné, et je me suis demandé si toute cette mise en scène ne relevait pas d'une tentative d'intimidation. Mais peut-être n'est-ce qu'une supposition de ma part… Après un interrogatoire banal reprenant nos débats passés, le président finit par me poser la question cruciale :

– Est-ce que vous vous opposerez toujours à la pratique des vaccinations ?

Je lui répondis qu'en l'absence de nouvelles données réellement scientifiques et probantes, je ne pourrais pas faire autrement. En disant cela, je précisais que je ne m'opposais pas à la vaccination, mais que j'avais besoin de garanties. Certaines questions liées aux risques vaccinaux devaient être résolues : une position qui relève du bon sens dans la mesure où j'avais accès à des informations scientifiques mettant en cause l'efficacité et l'innocuité des vaccins. Je m'attendais donc à un débat.

Il me dit alors :

– Je vous plains !

À quoi je lui répondis que c'est moi qui les plaignais, tous, compte tenu de leur aveuglement. L'audience se termina là-dessus. Le jugement était soi-disant mis en délibéré.

Quand je le reçus, en février 1996, j'eus l'impression que la décision avait été prise dès avant ma comparution. Je pensais mériter tout au plus un blâme pour des propos que l'on pouvait considérer comme désobligeants vis-à-vis de certains confrères. Mais la sanction était considérable : j'étais radié à vie de l'Ordre des médecins à compter du 1er avril 1996 et je perdais donc mon métier. En effet, il est impossible d'exercer la médecine en France – et dans toute l'Europe – si l'on n'est pas inscrit à cet organisme. Le motif officiel de la sanction était que je m'étais livré à une campagne de dénigrement des vaccinations.

Je fis appel de la décision, ce qui suspendait la mise en œuvre de la sanction. Mais je décidais de sortir une fois pour toutes de cette organisation. Je démissionnais donc au 1er avril 1996.

Habituellement, le délai entre les instances régionales et nationales lors d'une procédure d'appel est de plusieurs années. Mais j'étais très dangereux puisque dès le mois de septembre 1996, le Conseil national de l'Ordre confirmait la sanction sans tenir compte des arguments de mon avocat ni du fait que je ne faisais plus partie de l'Ordre !

Il est à noter que le 1er octobre 1998, M. Bernard Kouchner, secrétaire d'État à la Santé, décidait de suspendre la campagne de vaccinations contre l'hépatite B dans les collèges compte tenu des effets secondaires[21], me donnant raison a posteriori.

---

[21] L'association « REVAHB », dont le sigle signifie « Réseau Vaccin hépatite B », créée en février 1997 par des personnes atteintes d'effets secondaires graves apparus après une vaccination contre l'hépatite B ou leurs proches, avait recensé 1 800 effets secondaires graves :

- Les principales affections sont des **maladies neurologiques**, au premier rang desquelles la sclérose en plaques mais aussi plus rarement des myélites (inflammations de la moelle épinière), la maladie de Guillain-Barré (paralysie des nerfs périphériques des membres), une névralgie amyotrophique de l'épaule ou une surdité brusque ;
- Peuvent également être recensées des **maladies auto-immunes** : lupus, périartérite noueuse, polyarthrite rhumatoïde, maladies thyroïdiennes telles que la thyroïdite de Hashimoto selon le professeur Marcel-Francis Khan, diabète insulinodépendant ;
- S'y ajoutent encore des **affections ophtalmologiques** spécifiques (uvéite, occlusion de la veine centrale de la rétine…) ou des **maladies hématologiques** telles que le purpura thrombopénique (baisse des plaquettes) ou l'aplasie médullaire (destruction des cellules sanguines de la moelle osseuse parfois mortelle).

En conclusion, que dois-je penser ?

- Suis-je coupable d'avoir voulu adopter une démarche rigoureuse et scientifique autour du principe de précaution, en mettant en garde les patients et les médecins, qui plus est pour un vaccin qui n'était pas obligatoire ?
- Dois-je comprendre que sur certains sujets le débat scientifique n'est pas autorisé ?
- Pourquoi le Conseil de l'Ordre n'a-t-il pas tenu compte des informations que j'apportais ?
- Pourquoi n'a-t-il pas alerté les pouvoirs publics sur la dangerosité des vaccins ?
- Pourquoi, alors que le ministère de la Santé a fait machine arrière sur l'hépatite B, personne n'est revenu vers moi pour reconsidérer un tel jugement ?

4- L'ouverture

Frappé par l'impossibilité d'un débat qui me semblait nécessaire et évident, constatant que les faits contredisaient parfois ce qui nous était enseigné, il me fallait approfondir ma compréhension de la biologie :

- Pourquoi un vaccin peut-il provoquer la maladie dont il est censé nous protéger ?
- Pourquoi constatons-nous parfois un emballement du système immunitaire suite à des vaccinations ?

J'explorais alors les sources historiques en revenant sur la période de Pasteur, et je pus rencontrer d'autres médecins qui m'ont présenté d'autres axes de recherche :

Le Dr Gilbert Crussol, un chirurgien-dentiste parisien réputé, m'a fait découvrir :

- Le Pr Antoine Béchamp et les microzymas : des micro-organismes dont on peut vérifier l'existence avec un simple microscope optique, et dont on ne tient pas compte dans les études en microbiologie. On fait tout bonnement comme s'ils n'existaient pas, alors qu'ils pourraient offrir une explication plus complète et plus nuancée de notre santé.

- Le Dr Archie Kalokerinos dont j'ai parlé plus haut et dont j'ai traduit le livre en français – actuellement en vente chez Édilivre sous le titre *Mort subite du nourrisson* – et la vitamine C. Suite à la découverte de ce livre, j'ai découvert une série d'études qui laissent entrevoir que beaucoup de problèmes de santé, et de maladies infectieuses sont étroitement corrélés à des carences en vitamines.

M. Daniel Pinon m'a permis de découvrir la Bioélectronique du Pr Louis-Claude Vincent.

Le Dr Claude Sabbah et le Dr Gérard Athias m'ont permis de découvrir la dimension psychosomatique inhérente à bien des maladies dans le sillage des découvertes du Dr Ryke Geerd Hamer. Il est clair que le stress influe sur le fonctionnement biologique des êtres vivants. Il produit des décharges hormonales brutales (adrénaline, corticoïdes, hormones thyroïdiennes), des modifications cardiovasculaires (hypertension artérielle – tachycardie) et bien souvent des somatisations. De multiples études, partout dans le monde, font ainsi ressortir un lien évident entre les émotions et la santé. Citons en particulier les travaux de Georges Groddeck, un psychanalyste autrichien disciple de Freud, en 1917 ; ceux du Pr Henri Laborit un peu plus tard, et ceux du Dr Michaël Balint, un médecin anglais devenu célèbre, en particulier dans les années 1965-1970.

Je ne peux que remercier du fond du cœur toutes ces personnes. J'ai pu découvrir un autre paradigme de la santé grâce à eux…

5- La bascule

Dans un premier temps, je me mis à écrire sur la vaccination, puis sur la psychosomatique, les vitamines, les microzymas ! Je m'appuyais sur la petite revue *Des Clefs pour vivre* que je continuais à publier de manière épisodique. Je multipliais les conférences en France, en Belgique et en Suisse pour diffuser mes découvertes.

Dans un deuxième temps, je me suis mis à distribuer les vitamines que je recommandais.

Je voyais de temps à autre quelques malades pour les aider par de la psychothérapie, ce qui était « toléré » par l'Ordre des médecins.

Je continuais par ailleurs à rédiger des contre-indications médicales aux vaccins, en toute bonne foi, m'appuyant sur le risque de nocivité étayé par l'observation scientifique et non sur l'état de santé de l'enfant que je ne connaissais pas. Je le faisais en tant que **médecin non inscrit à l'Ordre**, et gratuitement. J'ai découvert assez rapidement que mes certificats étaient considérés comme invalides par les autorités scolaires ou médicales du fait de ma non-inscription à l'Ordre et que cette démarche était très maladroite.

L'Ordre des médecins poursuivit son harcèlement à mon égard :

- Il m'a dénoncé comme secte – sans doute à la fois gourou et adepte puisque j'étais totalement isolé à l'époque – aux instituts gouvernementaux : MIVILUDES et UNADFI. Je l'ai découvert rapidement en cherchant sur internet. Mais là comme toujours, je n'ai jamais été questionné par ces institutions, et il m'a été impossible de me défendre.
- Il m'a poursuivi pour exercice illégal de la médecine du fait de la rédaction de ces certificats médicaux, devant les tribunaux civils.

- Il m'a probablement dénoncé aux services fiscaux (une tactique habituelle pour cette organisation) et j'ai eu droit à un contrôle fiscal... Mais faute de revenus et de compte en banque personnels, j'ai été redressé sur la base de mes revenus avant ma radiation, et sans tenir compte de mes charges familiales.

Le 29 avril 2002, j'ai été arrêté et emprisonné à Nîmes dans le cadre d'une contrainte par corps pour l'amende infligée pour le soi-disant exercice illégal de la médecine. Je fus libéré au bout de 6 jours. Le gendarme qui m'a arrêté m'a signalé que cette procédure n'était plus utilisée depuis 30 ans : le formulaire était un papier jauni par le temps !

Pendant toutes ces années – entre 1996 et 2002 – j'avais été souvent convoqué pour des plaintes particulières d'ex-confrères par rapport à mes conférences. Et ce gendarme me disait chaque fois : « Mais quittez donc la France ! Ils ne vous laisseront jamais tranquille. »

Le 31 octobre 2002, je recevais un nouvel avis de contrainte par corps par rapport au redressement fiscal injustifié !

6- Je quitte la France

Découragé par l'accumulation de ces attaques, je partis en Espagne. J'espérais alors retrouver le droit d'exercer la médecine normalement puisqu'aucun vaccin n'y est obligatoire. Mais malgré la reconnaissance de la validité de mon diplôme de médecin par les autorités espagnoles, l'interdiction d'exercer me fut signifiée – sans même que mon dossier ne soit examiné – par le collège des médecins espagnols, équivalent de l'Ordre français.

Je me consacrais donc à la psychothérapie dans le cadre de ce que j'avais appris en psychosomatique, et à conseiller des complémentations en vitamines. Je précise que je ne prenais pas en charge médicalement les patients qui étaient suivis parallèlement par des médecins allopathes.

Je découvris très vite l'intérêt d'autres vitamines, en particulier la vitamine E naturelle et les vitamines du groupe B. Là encore, au bout de quelques années, je me mis à distribuer ces vitamines. Pour clarifier mon positionnement, je précise que cette activité de distribution de compléments alimentaires s'inscrivait dans le cadre d'une activité commerciale classique. Je recommande les vitamines pour revitaliser l'état global des personnes, dans le cadre des connaissances acquises sur leurs bénéfices.

S'il est clair que la psychologie et les vitamines aident à retrouver la santé, non pas en agissant sur le symptôme de manière ciblée et prévisible, mais simplement en permettant au malade d'avoir plus de force et de ressources pour gérer la maladie, ce ne sont pas non plus des techniques miraculeuses. Les personnes qui venaient me consulter souhaitaient bénéficier d'un accompagnement psychologique et mon travail consistait à mettre à jour leurs conflits psycho-émotionnels et à identifier des solutions psychiques pour les résoudre. Il s'agissait de psychothérapie. Nous tentions de repérer les souffrances émotionnelles dont les maladies pouvaient être un mode d'expression possible.

Souvent, ces personnes étaient malades depuis des années, avec des pathologies parfois très lourdes. Après le diagnostic de leur problème, elles avaient subi des traitements lourds : chimiothérapies, interventions chirurgicales, radiothérapie.

Il faut savoir que la cancérologie moderne se concentre sur la dimension matérielle des traitements et ne laisse aucune place à la psychosomatique. Pourtant, nous savons que lorsque les patients ont meilleur moral, ils se remettent mieux. Nous savons aussi que des maladies graves apparaissent après des chocs psychologiques lourds.

Mon approche ne consistait pas à soigner les personnes de leur pathologie, mais à leur permettre d'expérimenter un travail d'apaisement et de résolution sur le plan émotionnel, en supposant que cela pourrait les aider. C'est le principe du décodage biologique, une technique qui mérite d'être approfondie pour identifier de possibles corrélations entre une émotion spécifique et un organe touché par la maladie.

Il est clair que dans cette approche émergente, nous restons empiriques, nous ne pouvons pas prévoir scientifiquement de guérison, et nous nous gardons d'en faire la promesse. Je ne suivais pas ces personnes dans le temps, je ne leur prescrivais pas de traitement et je les laissais libres de se faire suivre sur le plan médical.

En revanche, je pouvais échanger avec elles sur les traitements qu'elles prenaient. Il m'est arrivé d'interpeller certaines personnes sur la balance bénéfices/risques de certains médicaments (dans un nombre de cas significatif, les patients décèdent du fait de la lourdeur du traitement), et sur l'importance de faire preuve de discernement dans le choix et le dosage de ces produits. Je les ai toujours invitées à en discuter avec leur médecin et leur oncologue. Ces échanges étaient libres et informels, ils ne s'inscrivaient pas dans une consultation formelle. Je me contentais de leur recommander des compléments alimentaires pour les revitaliser.

La psychothérapie aide considérablement les malades, tout comme les vitamines qui peuvent minimiser la gravité des symptômes. Mais il est clair que si l'on veut vraiment les guérir, il faut allier ces thérapies avec celles de la médecine classique.

Ce que je trouve regrettable, c'est que nous savons aujourd'hui, grâce notamment aux recherches sur l'impact physiologique du stress et des émotions, qu'il existe une corrélation entre l'état moral d'une personne et son état de santé. Mais cet aspect ne semble pas retenir l'attention de la médecine classique. Dans son livre *L'Intelligence émotionnelle*, Daniel GOLEMAN explique (p. 268) : « La découverte des liens entre les émotions et la santé signifie avant tout ceci : la pratique médicale qui s'attache à combattre les maladies graves ou chroniques, mais néglige les sentiments des patients, n'est désormais plus adaptée aux réalités. Il est temps que la médecine tire méthodiquement parti de ces découvertes. Ce qui reste encore l'exception doit devenir la règle si l'on veut qu'une médecine plus attentive soit à la portée de tous. Celle-ci serait à tout le moins plus humaine. Et pour certains, elle accélèrerait le cours de la guérison. Comme l'a dit un patient dans une lettre ouverte à son chirurgien, la compassion, c'est plus que du réconfort, c'est un bon médicament ».

Nous connaissons aussi la réalité des effets placebo et nocebo, et nous savons que le stress est corrélé à certains types de symptômes. Jusqu'à présent, la médecine allopathique a admis la réalité des liens de causalité psychosomatique pour des affections bénignes ; mais si cela existe pour ce type d'affection, pourquoi cela n'existerait pas pour des affections plus graves ? Pourquoi s'interdire d'explorer cette voie ? La médecine classique semble s'acharner contre ce type de démarche, mais sans vraiment argumenter ni donner de raisons médicales…

Certes, nous ne disposons pas d'un modèle qui permettrait de réaliser des traitements prédictifs, et il est important de ne pas donner de faux espoirs aux patients, et encore moins de les priver de leurs chances de guérison. Mais faut-il les empêcher d'expérimenter des approches émergentes ? Tant que ces approches restent prudentes, que le cadre de l'intervention est explicité, que le patient adhère, qu'il est éclairé et qu'il n'est pas sous emprise, qu'il a la possibilité d'être suivi médicalement de façon concomitante, les approches alternatives offrent peut-être des opportunités pour compléter les traitements classiques.

Dans ma pratique, des personnes atteintes de cancer au dernier stade sont venues me voir pour tenter autre chose. Elles étaient conscientes que le travail proposé restait psychothérapeutique et qu'il n'offrait pas de garanties de guérison, mais elles voulaient faire cette démarche. Certaines sont décédées, certaines ont guéri, du fait de l'accompagnement ou pas, je ne sais pas…

7- Le retour en France en septembre 2017

J'ai décidé de rentrer en France. Tout s'est bien passé et j'ai continué mon travail de psychothérapeute jusqu'au 30 septembre 2020.

Ce matin-là, j'ai vu débarquer à mon domicile, dans le Puy-de-Dôme, six membres de la Police judiciaire de Bordeaux, mandatés par le tribunal judiciaire de Toulouse. J'ai subi une perquisition, la saisie de tout mon matériel informatique, puis une garde à vue à Clermont-Ferrand dans un premier temps suivie d'un emprisonnement à Riom, et enfin transfert en panier à salade de Riom au tribunal de Toulouse.

Je suis accusé d'exercice illégal de la médecine, de mise en danger d'autrui, d'abus de faiblesse et d'homicide involontaire pour deux malades n'ayant pas survécu à leur cancer !

- L'un des deux malades était venu me voir en fin d'évolution d'un cancer déjà très avancé. J'avais réalisé avec lui un travail psychothérapeutique sur un court laps de temps sans le suivre médicalement. Il avait, avant de me connaître et de venir me voir, acquis des convictions sur l'approche psychosomatique, et il menait de front plusieurs démarches en parallèle pour se soigner. Il était très libre dans sa démarche. Je l'ai invité à consulter mais il a refusé. Sa famille a refusé de porter plainte, mais l'Ordre des médecins et la Miviludes s'en sont chargés. Je suis pourtant autorisé à faire de la psychothérapie, et envisager une possible corrélation entre un symptôme et une souffrance émotionnelle ne consiste pas à faire de la médecine, mais simplement à envisager une voie possible.
- L'autre malade avait refusé de suivre mes conseils – en particulier de se faire opérer et de s'en remettre à des thérapies conventionnelles, en l'occurrence au moins des « antihormones » pour juguler un cancer du sein

déjà très avancé. Cette femme se faisait suivre par un médecin inscrit à l'Ordre et n'est pas revenue me voir au cours des 18 mois précédant son décès. L'évolution a été catastrophique. Lorsque les « autorités » ont amorcé les poursuites à mon encontre, son ex-conjoint[22] s'est porté partie civile. Attendait-il de moi que je sauve sa compagne ? Ce n'est jamais ce que j'avais promis, ni ce sur quoi je m'étais engagé. Mais peut-être lui fallait-il un coupable ? J'ai clairement l'impression que cela apporte de l'eau au moulin des institutions qui, pour une raison que je ne sais pas expliquer, voient dans la psychosomatique une forme de charlatanisme à combattre. N'y a-t-il pas là une position idéologique de la part du Conseil de l'Ordre et de la Miviludes qui dérive en « lynchage », c'est-à-dire en accusation à charge sans prendre en compte la réalité des faits selon le principe du contradictoire ?

Depuis cette date, il m'est interdit de recevoir des personnes en psychothérapie, de proposer des formations ou de faire des conférences en présentiel, alors que ces activités ne relèvent pas de l'exercice illégal de la médecine.

Une quatrième et dernière audience dans le cadre de cette instruction a eu lieu le 1er mars 2024. À ce jour, je suis toujours sous contrôle judiciaire, avec les mêmes interdits. Cela fait donc bientôt 4 ans que cette situation perdure.

8- Mes conclusions

Il est clair que je dérange et qu'en haut lieu, on veut me faire taire. Au fond ce n'est pas très grave, bien que le prix à payer pour moi soit très élevé. Le vrai enjeu est la santé de la population :

---

22 Le couple ne s'était jamais bien entendu et ils ne sont restés longtemps ensemble qu'à cause de leurs deux enfants. Ils s'étaient séparés plusieurs mois avant le décès.

- Pourquoi un tel déni sur les risques que représentent les vaccins ?
- Pourquoi vouloir interdire des pratiques alternatives qui, mises en place prudemment, offrent un terrain intéressant à la recherche ?
- Pourquoi censurer tout ce qui sort du cadre, au nom de la lutte (légitime certes) contre le charlatanisme ?
- Ne crée-t-on pas un dogmatisme incompatible avec la science, un dogmatisme qui finit par devenir lui-même ce qu'il voulait combattre : du charlatanisme ?

La crise COVID de 2020 n'a rien arrangé. Nous avons assisté à quelque chose d'étonnant : les pouvoirs publics alimentant un alarmisme sans rapport avec les statistiques (comme pour la campagne contre l'hépatite B en 1994), faisant la promotion d'un vaccin dont on a pu démontrer qu'il ne protégeait ni contre la maladie, ni contre sa transmission. Au contraire, il a manifestement contribué à sa propagation.

La médecine telle que nous l'entendons habituellement fait souvent du bon travail, mais dans la médecine comme dans une entreprise, il doit y avoir une information descendante émanant des autorités, et une information ascendante, remontant du terrain vers les décisionnaires. C'est l'équilibre entre les deux qui rend possible l'efficience du système…

En ce sens, j'estime qu'il est nécessaire d'en revoir certains fondements qui restent discutables. J'ai aujourd'hui le sentiment que nous devons revoir en particulier le principe des vaccinations. Je pense que les vaccins ont l'effet inverse des vitamines en effondrant la vitalité des vaccinés, alors que les vitamines relancent justement cette vitalité.

Nous allons approfondir ces questions !

II- LES VACCINATIONS

1- QUESTIONS PRÉLIMINAIRES : NOS CERTITUDES COMPORTENT-ELLES DES FAILLES ?

Dans le sillage des considérations précédentes, il me semble important d'évoquer le problème des vaccinations. Les observations qui remettent en question leur efficacité et leur innocuité doivent interroger chaque médecin.

J'ai conscience que ce que j'apporte doit être soumis au débat contradictoire, sans dogmatisme. Je propose donc ici un éclairage sur l'immunologie, issu de mon expérience mais aussi de publications scientifiques, pour que chacun puisse apprécier l'importance de l'échange entre les médecins de terrain et les autorités sanitaires.

Nous l'avons vu, le médecin praticien doit quotidiennement composer avec les données qui lui sont transmises et les observations de terrain qui confirment, nuancent, et parfois infirment ces données… Le débat scientifique doit être libre et contradictoire pour que la science avance. Certes, ce sont des questions relevant de la recherche fondamentale. Mais sur le terrain, elles ont un impact pour le médecin de famille au contact de ses patients.

J'ai bien conscience que l'ampleur de ces sujets est telle qu'un seul homme ne peut prétendre détenir la vérité. Nous avons besoin de la communauté médicale, des institutions, des laboratoires, des chercheurs, cela s'entend. **Mais un seul médecin est légitime pour remonter des alertes : c'est lui qui a la responsabilité de ses patients.**

LE « SOI » ET LE « NON-SOI »

L'immunologie repose sur la distinction entre le « soi » et le « non-soi ». Cette distinction fondamentale renvoie aussi bien à un postulat de la biologie qu'à des concepts philosophiques : ceux de la permanence des êtres (ce qui ne change pas, le « soi », l'individualité), et le « tout » : l'environnement des êtres qui peut être bienveillant ou hostile. Elle renvoie à la manière dont un être vivant délimite et préserve sa substance et la différencie de son environnement.

Sur le plan médical et pour la plupart des Occidentaux, cette distinction prend la forme d'une menace : nous sommes malades parce que le « non-soi » envahit le « soi », ou parce que le « soi » (notre système immunitaire) dysfonctionne et comporte des manques… Contrairement à la philosophie asiatique pour qui tout est relié, dans la philosophie occidentale et dans notre culture, nous mettons l'accent sur la dualité : ce qui sépare les êtres. Le cartésianisme a orienté notre vision du monde en s'inspirant des lois de la mécanique. Toute notre culture est imprégnée de ces filtres…

Ce mode d'analyse ne peut que faire « caisse de résonnance » avec certains processus psychologiques archaïques et certains biais cognitifs : chercher des boucs-émissaires en cas de danger donne l'illusion de contrôler ce qui nous fait peur. Comme le suggère le philosophe René Girard, cela nous amène à trouver une cause simple pour expliquer les choses, plutôt qu'envisager l'équilibre global ou la complexité d'une situation pour la comprendre. Quand nous sommes stressés et que nous avons peur, nous privilégions les explications simples…

Dans notre culture, nous sommes « victimes » de la maladie. Celle-ci est l'expression d'une malchance ou d'une agression. Elle ne répond à aucune nécessité vitale, elle est simplement un intrus qui vient déranger, affaiblir notre système. La solution est de tuer l'agresseur par l'antisepsie, l'asepsie, les antibiotiques qui ont permis de faire beaucoup de progrès dans ce domaine, ou bien de renforcer les capacités de notre système immunitaire par les vaccins.

Mais :

- Les antibiotiques fatiguent l'organisme : ce sont des poisons, par définition, ce qui demande un travail de nettoyage qui se fait essentiellement au niveau du foie et des reins. La résistance aux antibiotiques est aussi une question. Par ailleurs, ces antibiotiques désorganisent la flore intestinale qui est, à elle seule, un organe à part entière.
- Les vaccins quant à eux n'ont toujours pas fait à ce jour la preuve de leur efficacité et de leur innocuité.

En d'autres termes, dans notre culture occidentale, c'est la présence de microbes qui explique que nous sommes malades. Pourtant, encore une fois, selon la directrice générale de l'Institut Pasteur, Mme Yasmine Belkaid[23], nous sommes composés en grande partie de bactéries et de virus, et les états infectieux ne sont pas dus à leur présence, mais à un état inflammatoire dont le déclenchement pose de nombreuses questions…

Le fait de considérer le microbe comme un agresseur étranger est discutable. Une maladie est-elle systématiquement le résultat d'une agression de l'organisme par un agent pathogène ? Nous savons par exemple que le scorbut a été longtemps considéré comme une maladie contagieuse !

Dans tous les cas, une bonne hygiène de vie et des compléments alimentaires adaptés semblent aider considérablement l'organisme à lutter contre une infection[24]…

---

23 Voir plus haut : « Un paradoxe ».

24 Cf. le chapitre sur les vitamines.

LES ÉPIDÉMIES

Au XIXe siècle, la microscopie et l'observation de l'infiniment petit ont introduit la notion de germes pathogènes considérés comme responsables des maladies. Les notions d'épidémie et de contagion existaient pourtant bien avant la découverte des microbes. Mais ces découvertes ont été perçues comme un progrès historique par rapport aux croyances en la génération spontanée… Il reste à savoir si le travail de Pasteur était vraiment scientifique ? Je vous renvoie au chapitre sur l'Infectiologie au début de ce livre et à l'annexe V.

Une culture s'est forgée autour de ces découvertes et le sens commun a développé une vision dualiste ou binaire de cette réalité : « nous sommes malades parce que nous avons attrapé un microbe ou un virus pathogène ». Mais ces notions-là ne sont pas encore confirmées de façon certaine.

La notion de virus en particulier semble très incertaine. Nous ne savons pas clairement à quoi correspondent ces entités microscopiques : brins d'ADN ou ARN entourés d'une capsule protéique ? Tels que nous les définissons, les virus sont à la limite du vivant et ne sont pas capables de se reproduire à moins de venir parasiter une cellule qui leur est étrangère et de la transformer en « usine à virus ».

Mais alors, d'où viendrait leur capacité à s'organiser ainsi ?

Et ont-ils réellement un pouvoir pathogène ?

Nous n'avons jamais pu en isoler de manière certaine, ni confirmer leur existence, ni certifier leur caractère pathogène selon le **postulat de Koch** qui définit les 4 critères à vérifier pour pouvoir être certain qu'un virus ou une bactérie est responsable d'une maladie :

- Le **micro-organisme** doit être présent en abondance dans tous les organismes souffrant de la maladie, mais absent des organismes sains.

- Ce **micro-organisme** doit pouvoir être isolé et croître en milieu de culture pur (ne contenant que ce seul « microbe »).
- Le **micro-organisme** cultivé doit déclencher la même maladie chez un animal de laboratoire sensible.
- Le **micro-organisme** doit être à nouveau isolé du nouvel organisme hôte rendu malade puis identifié comme étant identique à l'agent infectieux original.

Ce POSTULAT de KOCH n'a jamais pu être démontré pour les maladies virales, quelles qu'elles soient.

En particulier, malgré toute notre technicité moderne, il semble qu'il soit impossible d'isoler et d'étudier sérieusement ces particules qui mesurent théoriquement 200 nanomètres de diamètre, alors qu'au XIXe siècle, avec un simple microscope optique grossissant 750 fois et du matériel de laboratoire encore rudimentaire, le Pr Antoine Béchamp avait pu isoler et étudier de manière très précise les microzymas dont le diamètre se situe entre 50 et 80 nanomètres de diamètre ?

Il nous explique sa technique dans son livre *Les Microzymas* :

« On prélève un organe, on installe des canules à toutes les entrées pour le laver à l'aide :

1. D'un courant d'eau distillée continu pendant deux heures,
2. Puis un litre d'eau créosotée à raison de dix gouttes de créosote[25] par litre.

On le réduit en pulpe aussi fine que possible que l'on installe dans un nouet de linge propre et stérile. On malaxe le tout sous un filet d'eau légèrement créosotée pour laisser sortir les microzymas. On laisse décanter pour séparer les cellules et les noyaux des microzymas qui surnagent. On prend le surnageant que l'on contrôle au microscope et qu'on laisse décanter une deuxième fois. Les microzymas se déposent à leur tour en 24 h, et il est alors possible de les récupérer sur un filtre à tissu serré.

[25] La créosote peut être remplacée par de l'acide phénique.

Les microzymas sont alors retrouvés inaltérés tant dans leur forme que dans leur mobilité. Un nettoyage à l'éther permet d'éliminer les matières grasses qui peuvent encore les souiller. Ce lavage peut être associé à un lavage par l'alcool, sous vide, pour enlever l'eau qui les entoure : on obtient alors une masse peu colorée, friable et tendre.

Selon les organes à étudier, la technique d'extraction va varier plus ou moins, en fonction de la surveillance microscopique à chaque étape. Vingt pancréas de bœuf fournissent plus de 130 grammes de microzymas humides, bien égouttés, contenant environ 12 % de matière sèche. »

Alors, pourquoi les virologues ne pourraient-ils pas en faire autant ?

Les procédés de la science moderne consistent à rechercher des traces d'ADN ou d'ARN et à en déduire la présence de virus, mais sans vraiment les observer. Je vous renvoie à l'annexe III sur la virologie.

Par ailleurs, la notion de contagion pose encore d'autres questions.

- Lors des grandes épidémies de peste, puis plus tard de choléra, les médecins et les infirmières qui tentaient de soulager les souffrances des malades étaient très rarement atteints. Ils étaient pourtant les plus susceptibles d'être contaminés.
- Par ailleurs, une épidémie par un agent infectieux suppose une extension en traînée de poudre, de proche en proche. Ce qui n'est que rarement le cas : la maladie se déclare simultanément dans des régions entières, un peu partout en même temps, comme nous avons pu l'observer dans la « pandémie Covid » (Wuhan, l'Italie, l'est de la France).
- Enfin, le nombre de cas lors des épidémies évolue toujours selon une courbe de Gauss, en forme de cloche : le nombre de cas augmente très rapidement, culmine puis redescend sans raison connue.

Le Pr Didier Raoult[26] insiste sur le fait que l'immunologie est une science encore bien incomplète et que les épidémies évoluent et disparaissent sans que l'on comprenne pourquoi et comment. Nous devons donc convenir que nos connaissances dans ce domaine sont encore parcellaires.

La surmédiatisation qui a entouré la période COVID a mis en lumière le manque de précision de notre paradigme et de nos modèles d'analyse des phénomènes épidémiques.

Sous l'effet de la pression sociale qui a accompagné cette période, les médias de masse ont mis en avant la gravité supposée de l'épidémie. Ils ont écarté, parfois même combattu, toutes les données scientifiques qui relativisaient la gravité de cette pandémie supposée…

Les médecins qui ne suivaient pas l'alarmisme dominant étaient qualifiés de « rassuristes » : comme si leurs avis émanaient d'un manque de rigueur scientifique ou d'un manque de prudence… Ils étaient progressivement écartés des plateaux télé malgré leurs arguments et attaqués, et pourtant :

- Un des plus grands experts mondiaux en épidémiologie, Neil Ferguson de l'Imperial College à Londres, prévoyait 510 000 morts au Royaume-Uni, et plus de 2,2 millions aux États-Unis. C'est sur la base de ces chiffres qu'ont été décidées les mesures de confinement, de distanciation sociale, de port du masque et de vaccination par les autorités politiques dans le monde entier. Le travail très intéressant de Pierre Chaillot sur ces questions vient jeter un pavé dans la mare de nos certitudes. Nous y reviendrons dans l'annexe VI.
- Selon Neil Ferguson, la Suède, en particulier, allait payer cher son refus d'appliquer ces mesures : 40 000 décès par COVID au 1er mai 2020, 100 000 de plus au mois

[26] Pr Didier Raoult, *Carnets de guerre*, Éditions Michel Lafon, 2021.

de juin. Pourtant, le chiffre de ces décès n'a pas dépassé 2 900 !

LES VACCINATIONS

La vaccination est présentée comme un traitement sûr et efficace, au même titre que les antibiotiques.

Fin 2015, le Pr Joyeux a réclamé la mise sur le marché d'un vaccin DTP (diphtérie-tétanos-polio) sans aluminium, pour répondre aux obligations de l'époque et éviter les risques d'effets secondaires liés à cet aluminium.

La réponse de Marisol Touraine, en janvier 2016, a été sans appel et n'a laissé aucune place au débat contradictoire : « La vaccination, ça ne se discute pas. »

Pourtant, face au succès de la pétition lancée par le professeur Joyeux, l'État a concédé la mise en place d'une commission. C'était une première depuis l'époque de M. Pasteur au XIXe siècle. Mais l'intitulé de cette consultation n'était pas la question de base à laquelle chacun s'attendait, à savoir : **« Les vaccins sont-ils sûrs et efficaces ? »** La question a été : **« Comment redonner confiance dans la vaccination ? »**

Dans son interview au sujet de l'ouverture d'un débat national sur la question, *Le Monde* expliquait que le danger était que le débat soit monopolisé par les antivaccins… Mais il n'y avait pas de risque : les partisans des vaccins refusent systématiquement ce débat et les antivaccins n'ont pas voix au chapitre ou sont présentés comme « complotistes », bien que cette appellation ne soit pas alors utilisée couramment comme aujourd'hui. Un tel propos présuppose qu'être « antivaccin » serait un mal. Pourquoi ?

Parce que la vaccination est obligatoire ?

Parce que les pro-vaccins auraient raison ?

En quoi le débat contradictoire serait-il un problème ?

Si la vaccination est sûre et efficace, il suffit d'argumenter et de présenter des données fiables… Et si elle ne l'est pas, il faut être prêt à la remettre en cause… Nous rencontrons ici un politiquement correct étonnamment rigide, un dogmatisme quasi religieux… N'oublions pas que les pro-vaccins comme les antivaccins veulent en principe la même chose : la santé…

Études randomisées contrôlées (ERC) en double aveugle

Il serait possible de tester l'efficacité et l'innocuité des vaccinations en raisonnant sur les bases de quelques données scientifiques solides, connues et validées. Et en particulier en faisant les études cliniques randomisées en double aveugle avec de véritables placebos. Mais ce n'est jamais fait ! En particulier, les 11 vaccins obligatoires pour les nourrissons depuis janvier 2018 n'ont pas été validés. Ces vaccins n'auraient jamais dû obtenir une AMM (autorisation de mise sur le marché[27]). Les seules études qui sont faites le sont par rapport à d'autres vaccins ou les mêmes vaccins sans l'antigène correspondant. Ce qui permet de minimiser les effets secondaires des nouveaux produits.

Nous devons exiger des médecins et des pharmaciens qu'ils proposent des produits ayant subi une Étude randomisée contrôlée (ECR) en double aveugle à TROIS BRAS :

- avec un groupe réellement placebo recevant simplement du sérum physiologique,
- avec un groupe ayant reçu un autre vaccin ou divers ingrédients plus ou moins toxiques,
- et avec un troisième groupe ayant reçu le vaccin à tester.

Il faut également que ces études s'étendent sur des périodes suffisamment longues, 5 à 10 ans, pour pouvoir mesurer les éventuels effets négatifs à long terme (asthme, maladies auto-immunes, complications neurologiques…).

---

[27] Cf. le livre *Des Tortues jusqu'en bas*, Éditions Résurgence, p. 47 à 73.

Faute de ces études, aucun vaccin ne peut être considéré comme sûr et efficace à ce jour.

Les autres biais possibles

Les vaccins ne sont pas des médicaments. Contrairement à ces derniers qui s'adressent à des personnes malades dans le but de les soulager et de les guérir, les vaccins s'adressent à des personnes bien portantes. Ils ne sont pas anodins et une injection vaccinale est, par définition, irréversible.

Par contre, le bénéfice pour l'industrie pharmaceutique est colossal surtout lorsque la vaccination est imposée, car ils s'adressent à l'ensemble de la population mondiale.

Les sociétés qui fabriquent les vaccins – tant américaines que françaises – cumulent les amendes civiles et pénales pour avoir soudoyé, extorqué et menti aux médecins et avoir fraudé les autorités règlementaires pour promouvoir leurs produits pharmaceutiques. Ils ont corrompu des fonctionnaires et des médecins, falsifié la science, et provoqué un nombre incalculable de blessures et de décès pour des produits qu'ils savaient dangereux et vendus sous couvert d'efficacité et de sûreté.

Au cours de la dernière décennie, quatre d'entre elles ont payé plus de 35 milliards de dollars d'amende[28]. Si l'on remonte à l'année 2000, nous arrivons à 56 milliards de dollars pour 944 condamnations. Comment penser que le processus vaccinal est sûr, qu'il est abordé avec la rigueur et l'indépendance nécessaires ?

Les vaccins sont-ils efficaces :

Un bon taux d'anticorps protège-t-il ?

Pour prétendre que les vaccins sont efficaces, on ne fait que mesurer les taux d'anticorps.

---

[28] https://vactruth.com/2012/07/09/7-examples-pharma-fraud/

Par rapport aux maladies virales, les anticorps ont normalement trois fonctions immunitaires principales : se lier à l'antigène (virus notamment), activer le système du complément et recruter des cellules immunocompétentes.

Et pourtant, nous savons aujourd'hui que ces anticorps peuvent parfois faciliter la maladie et non en protéger (voir ci-dessous).

Une analyse minutieuse des maladies concernées par les 11 vaccins obligatoires chez les bébés ne montre pas de concordance épidémique : de façon générale, les maladies ciblées avaient drastiquement décliné, voire disparu, avant l'introduction des vaccins qui sont arrivés « après la bataille » !

C'est le cas par exemple du vaccin contre la rougeole, qui intervient à partir de 1963, date à laquelle la fréquence de la maladie était déjà proche de zéro tant en Amérique du Nord qu'en France[29] ! Ce qui nous interdit de conclure quant à l'efficacité ou non de ce vaccin. Plus tard, à partir de 1970, il y a eu des résurgences multiples de cette maladie dans des populations hautement vaccinées. À ce jour, aucun argument scientifique sérieux ne permet donc de légitimer l'obligation de ce vaccin.

Autrement dit, si nous analysons avec un peu de bon sens la rigueur de la méthode scientifique qui régit la conception et la fabrication des vaccins, nous nous rendons compte assez vite que les études sont biaisées, voire qu'aucune étude scientifique sur les vaccins n'a pu prouver qu'ils ont sauvé des vies. Lors de la crise Covid par exemple, les médecins ont pu constater que les personnes vaccinées étaient autant touchées que les personnes non vaccinées.

Les anticorps facilitants

L'existence du phénomène de facilitation de l'infection par des anticorps (d'abord très controversée) a été observée et

[29] Dr Michel de Lorgeril, *Introduction générale à la médecine des vaccins*, Éd. Dangles, p. 27 à 41.

démontrée dans les années 2010, d'abord en médecine tropicale sur des flavivirus, sources de maladies vectorielles transmises par des moustiques (virus de la dengue, virus de la fièvre jaune et virus Zika) puis sur le virus de l'immunodéficience humaine. Et il est soupçonné chez d'autres virus.

La question porte également, dans le cadre de la pandémie de Covid-19, sur certaines formes graves de la maladie que l'on suppose induites par une ou plusieurs infections antérieures par d'autres coronavirus. Normalement, les anticorps devraient permettre de résister à une nouvelle agression de l'agent microbien ou viral.

Le problème est donc qu'il peut arriver que l'infection soit au contraire facilitée par les anticorps, quand ils se lient aux particules virales puis aux récepteurs gamma Fc exprimés sur les cellules immunitaires. Ce faisant, les virus infectent les cellules immunitaires (normalement chargées de défendre l'organisme contre les infections). Ce phénomène permet à certains virus d'infecter des cellules ne possédant pas le récepteur permettant l'entrée du virus. Il confère à certains virus une infectiosité et une virulence accrues.

Dans le cas de maladies virales « facilitées » par des anticorps facilitants, ce phénomène peut entraver le développement d'un vaccin, car ce dernier peut justement provoquer la production d'anticorps qui, du fait de ce phénomène de facilitation, aggraveraient ensuite la maladie contre laquelle le vaccin a été conçu. Ainsi les candidats vaccins contre le virus de la dengue et contre le virus de la péritonite infectieuse féline (un coronavirus qui infecte le chat) ont dû être abandonnés parce qu'ils provoquaient une telle réaction.

Le problème est que nous ne savons pas déterminer de façon certaine si les anticorps vont protéger ou bien faciliter l'infection, voire l'aggraver[30] !

Les vaccins sont-ils sûrs ?

Justement, rien n'est moins sûr ! Non seulement ils n'ont pas subi d'ECR à trois bras (voir plus haut) mais en plus, ils sont **dispensés des analyses pharmacocinétiques**, contrairement aux autres médicaments, pour mesurer le devenir dans l'organisme des substances injectées[31]. Si nous cherchons sur internet « pharmacocinétique + le nom commercial d'un vaccin », la réponse est soit : « sans objet », soit : « l'évaluation des propriétés pharmacocinétiques n'est pas requise pour les vaccins ».

Ces études seraient pourtant bien utiles en particulier pour les divers additifs comme le thiomersal ou thimérosal (**mercure**, particulièrement nocif pour le système nerveux) et pour les adjuvants de l'immunité comme l'hydroxyde d'**aluminium** dont la toxicité est reconnue. Ces produits, s'ils se cumulent d'une vaccination à l'autre, ne pourraient-ils pas provoquer des effets secondaires à long terme ?

Nous avons vu que la campagne de vaccination contre l'hépatite B en 1994 a été suspendue en 1998 en raison du nombre important de scléroses en plaques survenues chez les vaccinés, même si la relation de cause à effet n'a pas été démontrée. Si le thiomersal et l'aluminium ne sont pas éliminés rapidement après une vaccination, ne serait-ce pas l'accumulation de ces substances d'un vaccin à l'autre qui pourrait être responsable ?

Ne faudrait-il pas imposer des recherches dans ce sens ?

---

[30] Halstead S. B., « Facilitation immunitaire de l'infection virale : implications », résumé et adaptation par Halpern G. M., in *Médecine et hygiène*, t. 41, p. 81-87, 1983.

[31] https://fr.wikipedia.org/wiki/Pharmacocinétique

Ils sont également dispensés des tests destinés à évaluer leurs potentiels cancérogène, mutagène et tératogène.

Notons par exemple que le taux de mortalité par leucémie est passé de **1,72** en 1944 à **8,78** en 1985 pour 100 000 habitants[32]. Il est probable que les causes de cette multiplication sont multiples. Mais les vaccins qui ont pour but de stimuler l'immunité augmentent significativement le nombre des leucocytes. N'y aurait-il pas une corrélation avec les leucémies qui se traduisent par une augmentation de ces leucocytes ?

Malgré cela, la vaccination est communément admise comme inoffensive : on injecte un virus atténué, une maladie affaiblie. Mais ce principe garantit-il l'innocuité des vaccins ?

Les vaccins ciblent-ils seulement l'antigène ou ont-ils un impact plus global sur le système immunitaire ?

Plusieurs chercheurs, dont le Dr Gallo, codécouvreur du Sida, soulignent que parfois, le virus atténué va se recombiner et se développer de manière virulente comme si notre corps était une boîte de Pétri destinée à le cultiver…

De nombreuses observations issues de la pharmacovigilance laissent penser que, parfois, les vaccins provoquent un emballement du système immunitaire et déclenchent des allergies et des maladies auto-immunes, voire des cancers. Ces problèmes peuvent faire leur apparition des années après les vaccinations. Mais bien sûr, le lien n'est jamais fait. Nous sommes toujours confrontés à des « coïncidences » malheureuses.

Pour évaluer scientifiquement la nocivité des vaccins, nous ne disposons pas de méthodologie validée et robuste pour les identifier avec certitude (ECR), en particulier sur le long terme. **Les effets secondaires sont répertoriés au mieux dans la quinzaine qui suit la vaccination, le plus souvent dans les quatre ou cinq jours.** Aucune étude n'a jamais été

32 Données de l'Annuaire statistique de la France.

faite sur les effets secondaires à long terme. La causalité entre la vaccination et un effet secondaire est donc bien difficile à établir. L'incertitude demeure.

Par ailleurs, les industriels publient des listes interminables d'effets adverses possibles de leurs vaccins. Exemples :

- Le ROTARIX (vaccin contre le rotavirus pour prévenir les gastro-entérites du nourrisson). Le dictionnaire Vidal (la Bible des médecins !) précise qu'il peut provoquer des diarrhées, de l'irritabilité, des ballonnements, une invagination intestinale (gravissime) et de l'urticaire…
- Le PRIORIX (contre la rougeole, les oreillons et la rubéole). Toujours selon le dictionnaire Vidal, il est question de rougeur, douleur et œdème au point d'injection ; de fièvres, d'infections des voies respiratoires, d'éruptions cutanées, de ganglions, de diarrhées et vomissements, d'otites, de pertes d'appétit, de nervosité et pleurs anormaux, de troubles du sommeil, de conjonctivites, de toux, de gonflements des glandes parotides simulant les oreillons, de réactions allergiques, de convulsions, de douleurs des articulations, de méningites, d'inflammations des testicules, de purpuras, de rougeoles « atténuée », de baisse du nombre de plaquettes sanguines…
- Le TETRAVAC (diphtérie, tétanos, polio et coqueluche). Le dictionnaire Vidal parle de réactions douloureuses, rougeurs et indurations au point d'injection, de réactions fébriles (38 à 40°) pendant un jour ou deux, de somnolences, d'irritabilité, d'insomnies, de manque d'appétit, de vomissements, de diarrhées, d'éruptions cutanées, de réactions allergiques, de cris inhabituels et persistants, de convulsions, de baisses du tonus musculaire et de la réactivité et de syndromes de Guillain-Barré (paralysies)… Notons que beaucoup de ces effets secondaires pourraient entrer

dans le cadre d'une maladie de Barlow (scorbut infantile) citée plus haut.

- Le vaccin contre HÉPATITE B : en plus des phénomènes relativement banaux cités pour les autres vaccins, le risque de syndrome de Guillain-Barré et de sclérose en plaques est clairement explicité.

Les laboratoires font cette énumération pour se protéger juridiquement : ayant prévenu les médecins, ils ne sont donc pas responsables. Ils délèguent cette responsabilité aux médecins. Ceux-ci sont souvent contraints – ou au moins encouragés – à vacciner, et ils n'ont donc pas du tout intérêt à endosser la responsabilité des effets adverses : c'est-à-dire les reconnaître et les déclarer.

Outre cette délicate question de la responsabilité, les effets secondaires sont sous-déclarés dans des proportions considérables parce que les formalités sont complexes et dévoreuses de temps. Au final, la proportion des effets indésirables non déclarés est proche de 99 % ! Il vaut bien mieux, pour les médecins en particulier, mettre en avant la notion de « coïncidences » malheureuses…

Pour le ROR par exemple, la région italienne des Pouilles a décidé de prendre le problème à bras-le-corps et de comparer la fréquence des effets secondaires graves en fonction des modes de signalement :

- **Signalement passif.** On attend qu'un médecin ou une famille signale aux autorités un effet secondaire grave du vaccin dans les 20 jours suivant une vaccination : notre technique rassurante française, soyons clairs.
- **Signalement actif.** Un fonctionnaire prendra personnellement contact avec les familles et le vaccinateur au 20e jour.

Résultat : la fréquence des effets secondaires graves du ROR est multipliée par 33.908 % quand on les recherche vraiment, plutôt que quand on attend benoîtement qu'ils se signalent tout seul. Quant aux effets secondaires non graves, il faut multiplier par 152.900 %[33] ! Soit plus de 4 effets indésirables graves et 35 non graves pour 100 vaccinés.

Qui peut encore prétendre que la rougeole provoque autant de cas graves que le pourcentage d'effets indésirables graves provoqués par le vaccin ? D'autant que tout médecin digne de ce nom doit être capable de soigner une rougeole sans le moindre problème !

Par ailleurs, beaucoup de médecins de famille constatent que les vaccins affaiblissent les enfants et sont corrélés à une augmentation des maladies infectieuses… Beaucoup accusent les vaccins d'une flambée de cancers et de nombreuses pathologies auto-immunes.

La mort subite du nourrisson pourrait bien faire partie des complications possibles, comme en témoignent des études faites en Afrique, commissionnées par l'OMS. Le but était d'étudier la mortalité infantile entre 3 mois et 3 ans. Elles ont été réalisées par une prestigieuse équipe originaire de Copenhague au Danemark et dirigées par un remarquable expert très favorable aux vaccinations multiples en Afrique : le Dr Peter Aaby[34]. Elle s'est faite à partir de 1981 avec le vaccin DTP-coqueluche. Une première étude sur des enfants âgés de 3 à 5 mois a été confirmée par une autre étude sur des enfants âgés de 6 à 35 mois. En moyenne, la mortalité infantile était multipliée par deux chez les enfants vaccinés. Cette augmentation de mortalité est d'autant plus à prendre en considération que les enfants vaccinés bénéficiaient d'une meilleure nutrition.

Le lien entre les vaccins plurivalents et l'autisme est envisagé par de nombreux médecins : la fréquence globale des

---

[33] https://aimsib.org/2018/12/31/vaccinations-obligatoires-2018-cest-bientot-fini/

[34] Evidence of Increase in Mortality After the Introduction of Diphtheria–Tetanus–Pertussis Vaccine to Children Aged 6–35 Months in Guinea-Bissau: A Time for Reflection? 19/3/2018 – Public Health - Volume 6 - 2018 | https://doi.org/10.3389/fpubh.2018.00079

cas d'autisme est passée de 1 cas pour 10 000 à un cas pour 22 en Californie, 1 sur 29 dans l'ensemble des USA[35].

Plus récemment, un grand neurologue canadien, le Dr Moulden, a mis en évidence de manière observable que toute vaccination provoquait de multiples mini AVC (accidents vasculaires cérébraux).

Notons à l'inverse que la chute du taux de vaccinations systématiques des enfants de moins de 1 an pendant les périodes de confinement lors de la crise COVID (suite à la fermeture des cabinets médicaux) a entraîné aux USA – entre le 8 février et le 16 mai 2020, une baisse de mortalité pour cette tranche d'âge de 40 % (chiffres officiels du CDC).

Ce qui confirme de manière évidente que **la vaccination la première année de la vie est responsable de la mort de très nombreux nouveau-nés**.

Il est clair que des conflits d'intérêts majeurs influent de manière évidente les politiques et les autorités médicales. Il faut le répéter : l'industrie pharmaceutique des vaccins est celle qui génère le plus de bénéfices. De nombreux essais cliniques ont été menés qui montrent qu'**un enfant sur 40 – parfois même 30, voire 20 – présente un effet indésirable grave suite à ses vaccinations**[36].

---

[35] Mark Blaxill, économiste et père d'une fille adulte autiste, auteur du livre *Denial* (= déni), documente le lien entre l'augmentation vertigineuse de l'autisme et l'ajout de nouveaux vaccins au calendrier pédiatrique… Aux États-Unis, les enfants sont vaccinés dès la naissance et reçoivent près de 73 doses de 16 vaccins différents avant leur majorité. Les injections ARN contre le Covid et le RSV ont déjà été ajoutées au calendrier, d'autres sont prévues. Une étude s'impose : celle qui consiste à comparer la santé des vaccinés aux non-vaccinés. Le taux d'enfants autistes en France est heureusement plus bas : 1 sur 144, sans doute parce que le nombre de vaccins est moins important ? Sources : Children's Health Defense, Le tsunami de l'autisme, 3 avril 2024 et Le coût de l'autisme, 1er mai 2024.

[36] *Des tortues jusqu'en bas, vaccins : science et mythe*, Éd. Résurgence, p. 79.

La désinvolture des pouvoirs publics suite aux morts de nourrissons après vaccination

En mars 1986, 4 enfants mouraient dans les heures qui suivaient l'inoculation d'un TETRACOQ de l'Institut Mérieux. Chaque médecin de France reçut un courrier émanant de la Direction des affaires sanitaires et sociales :

Le 2 avril 1986

Cher confrère,

La presse nationale et locale, à la demande des autorités sanitaires, a largement diffusé l'information relative à la survenue de décès d'enfants ayant reçu, dans les 24 heures précédant le décès, une vaccination associée contre la diphtérie, le tétanos, la polio et la coqueluche.

Je vous prie de trouver ci-après des précisions concernant ces décès :

1) Quatre enfants sont décédés dans les 24 heures après injection du vaccin tétracoq Mérieux lot Z 1277 :

- 1er cas : enfant de 19 mois. Décès brutal dans les 24 heures après une injection de rappel, le 17 mars 1986. À l'autopsie : RAS. Département de l'Essonne (91).
- 2e cas : enfant de 3 mois et demi, décédé le 25 mars, 1 heure après une primo-vaccination (1re injection). Aucun symptôme. Département de Seine-et-Marne (77).
- 3e cas : enfant de 4 mois et demi décédé à la 24e heure après une primo-vaccination. Aucune symptomatologie. Département de la Mayenne (53).
- 4e cas : enfant de 3 mois décédé le 26 mars – une heure après une primo-vaccination. Pas de symptomatologie. Autopsie en cours. Département du Maine-et-Loire (49).

2) Un cinquième décès est survenu le 28 mars 1986 chez un enfant de 4 mois vacciné la veille par un vaccin associé DTCOQ-POLIO Pasteur lot L 5093 (département de la Côte d'Or – 21).

Tous ces décès se sont produits en l'absence de toute symptomatologie prémonitoire et ont motivé la décision de suspendre toute vaccination associée quadruple contre la diphtérie-tétanos-polio-coqueluche, jusqu'à nouvel ordre.

Une enquête épidémiologique, coordonnée par l'Institut national de statistique et de recherche médicale, a été mise en route sur tous les cas de Mort subite du nourrisson et de décès d'enfants par inhalation alimentaire survenus dans tous les départements depuis le mois de janvier 1986. Toute information à ce sujet peut être communiquée à la direction départementale des affaires sanitaires et sociales.

Veuillez agréer, Cher Confrère, l'assurance de mes sentiments les meilleurs.

Pour le Directeur, le Médecin Inspecteur de la Santé chargé des Actions de Santé.

POST-SCRIPTUM par télex en date du 2 avril 1986 :

La Direction générale de la santé précise :

- Pour les primo-vaccinations et les rappels, attendre que ces vaccins soient remis sur le marché, donc ne pas modifier les habitudes vaccinales. Inutile d'utiliser d'autres associations (DTCoq + Polio buvable, DTCoq...).
- Il est rappelé qu'un retard de plusieurs semaines pour l'une ou l'autre des injections de rappel ne diminue pas l'efficacité vaccinale et n'impose en aucun cas de reprendre l'ensemble de la vaccination. Aucune autre vaccination n'est suspendue.

Compte tenu de mon expérience personnelle, je dois avouer que ce courrier m'a réconforté. Le principe de précaution jouait : les autorités suspendaient la vaccination et mettaient une enquête en route. Il m'a semblé néanmoins curieux que la corrélation entre la vaccination et le décès ne soit pas mentionnée. Pourtant, il est bien précisé que ces décès se sont produits après une vaccination **en l'absence de toute symptomatologie prémonitoire**. La responsabilité du vaccin est donc plus que probable.

De même, tant qu'à faire une enquête, pourquoi se limiter à trois mois ? Pourquoi cibler les risques liés à une inhalation alimentaire ?

Le Post-Scriptum donnait à penser que l'enquête allait durer un certain temps – et que la suspension en ferait de même. Pourtant, quelques jours plus tard, les médecins recevaient un second courrier, au même en-tête, et pareillement signé, dont voici le contenu :

Le 10 avril 1986

Messieurs et Mesdames les Médecins, Messieurs et Mesdames les Pharmaciens,

La consigne d'interdiction de la vaccination quadruple associée Diphtérie-Tétanos-Coqueluche-Poliomyélite est levée.

Néanmoins, l'usage des vaccins encore disponibles provenant du lot Z 1277 Mérieux est définitivement interdit.

Télex – Direction générale de la santé du 8 avril 1986.

Il est clair qu'il n'est pas possible de faire une enquête sérieuse en une semaine. D'ailleurs, aucune indication à ce sujet n'a été donnée.

Le cinquième cas de décès suite à un vaccin de Pasteur est simplement omis.

Le fait d'interdire un lot de vaccins montre que, pour les autorités, les accidents sont peut-être consécutifs à un défaut dans la préparation de ces produits et non au principe de la vaccination. N'y a-t-il pas là un présupposé limitant ?

Pendant l'été 1987 (**plus d'un an après**), un journal médical – *TONUS* n° 1027, réservé aux médecins – publie un minuscule entrefilet sur cette enquête : « L'autopsie a permis de constater un reflux gastro-œsophagien dans deux cas sur cinq, qui semble être la conséquence de pathologies multiples, souvent intriquées, et **où la vaccination pourrait jouer un rôle de cofacteur**. »

S'agit-il d'un cofacteur du reflux ou d'un cofacteur du décès ?

« Dans les trois autres cas, on a pu déceler l'existence d'une maladie infectieuse au moment de la vaccination. »

Il semble donc que l'enquête se soit limitée à l'autopsie des enfants décédés. C'est vrai que sur un délai de trois mois, nous pouvons espérer qu'une enquête épidémiologique sérieuse n'aurait pas pu comptabiliser d'autre drame : 5 décès en 3 mois, c'est déjà beaucoup.

Curieusement, l'article ne fait pas état d'un possible défaut dans la préparation des vaccins. Ont-ils exploré cette piste en analysant les vaccins concernés ? Nous n'en savons rien. Il est probable qu'ils l'ont fait. Mais personne n'a pu connaître les résultats.

Au total, cet article est sibyllin : c'est donc « la vaccination » en général qui est jugée co-responsable pour deux de ces décès, sans qu'il soit donné de précisions sur la cause du décès et sur les « pathologies multiples, souvent intriquées ».

Par ailleurs, pour les trois autres cas où une maladie infectieuse existait au moment de la vaccination, aucune conclusion n'en émerge. Si effectivement un enfant malade peut mourir d'un vaccin, il serait peut-être bon de réajuster la politique vaccinale : par exemple en rendant obligatoire un bilan sanguin avant toute vaccination, ou en interdisant les vaccins en hiver, lorsque le risque de maladie est plus grand. Cela prouve en tous cas que la vaccination n'est pas un acte anodin.

Il est quand même étonnant que de tels événements, d'une gravité exceptionnelle, ne semblent pas justifier plus de rigueur de la part des scientifiques et des autorités. Pourquoi n'avoir pas étendu l'enquête sur plusieurs années, en particulier depuis l'utilisation de ce vaccin tétravalent ? Et sur les autres vaccins également ? À partir de quand s'applique le principe de précaution ? Le médecin n'a-t-il pas le devoir de ne pas nuire ?

Comme suite à ce problème de 1986, au cours de l'été 1993, le ministre délégué à la Santé a fait parvenir à tous les médecins une lettre d'information sur la conduite à tenir en cas de MORT SUBITE DU NOURRISSON :

- Enquêter sur les derniers instants du nourrisson. Mais il n'est pas précisé de rechercher une coïncidence éventuelle avec une vaccination, et pourtant…
- L'examiner.

- Prendre la température rectale – ce qui ne semble pas très logique chez un enfant décédé !
- Rechercher des traces de sévices.
- Palper le crâne.
- Rechercher des traces de vomissements, de glaires…
- Conseiller une hospitalisation pour faire pratiquer l'autopsie.

Bien sûr, il faut être vigilant. Ce drame est fréquent : 1 500 cas par an en France, c'est loin d'être anodin, surtout si l'on réfléchit à la douleur des parents.

Pourquoi n'est-il pas mieux exploré, analysé ?

Pourquoi la responsabilité éventuelle des vaccinations n'est jamais évoquée ? Il est simplement question de maladie concomitante ou de sévices éventuels.

Pourquoi les travaux de médecins tels que ceux du Dr Archie Kalokerinos sur les vitamines et sur les campagnes de vaccinations – que j'ai déjà cités – ne sont-ils jamais pris en compte ?

Sommes-nous ici dans le cadre de la science ou d'un dogme quasi religieux ?

2- LA FABRICATION DES VACCINS[37]

Le tout premier vaccin proposé par Jenner en 1789, le vaccin antivariolique, consistait en l'inoculation du pus d'une maladie bénigne de la vache, la vaccine. Sa finalité était de créer une immunité croisée avec le virus de la variole. Ce vaccin est le seul qui ne contient pas d'additif.

Les vaccins ultérieurs sont fabriqués à partir d'agents pathogènes ou de leurs constituants.

---

[37] D'après Michel Georget : *Vaccinations, les vérités indésirables*, Éditions Dangles.

Agents pathogènes présents dans les vaccins

Nous pouvons en distinguer trois catégories :

1) **Les vaccins antibactériens**

   Ils contiennent des bactéries vivantes atténuées ou des bactéries tuées.

2) **Les vaccins antiviraux**

   Ils contiennent soit des virus vivants atténués ayant perdu leur virulence, soit des virus inactivés ou tués, c'est-à-dire ayant perdu la faculté d'infecter une cellule et de s'y reproduire… Il est clair que les termes « vivant » ou « tué » sont inadaptés puisque les virus ne sont pas vivants en soi.

3) **Les vaccins à sous-unités**

   Ils ne contiennent pas d'agent infectieux (bactéries ou virus) mais seulement des molécules antigéniques, atténuées ou non, provenant de bactéries ou de virus. Ces molécules sont obtenues soit par extraction et purification, soit par synthèse chimique, soit par génie génétique.

Quels que soient les vaccins, leur fabrication nécessite des cultures cellulaires sur des milieux nutritifs appropriés comportant notamment des sels minéraux, des acides aminés, des vitamines, des hormones et diverses substances de croissance. Une partie de ces éléments est apportée par du sérum fœtal de veau.

Les vaccins bactériens sont obtenus à partir de cultures de bactéries. Les bactéries sont ensuite atténuées ou tuées par la chaleur ou par l'emploi de diverses substances chimiques (formol, acétone, phénol…).

Les vaccins viraux posent un problème supplémentaire puisque les virus ne sont pas autonomes et ne peuvent s'exprimer et se multiplier que s'ils parasitent une cellule. Il a donc fallu établir des cultures cellulaires pour servir de support à la production des virus. Trois types de cultures sont ou ont été utilisées :

Les cultures primaires

Toutes sortes de cellules animales ou humaines peuvent être utilisées :

- **Cellules embryonnaires** : de poulets, d'autres animaux ou **humaines** (grâce aux IVG en particulier). Il faut bien noter que les cellules doivent être vivantes au moment du prélèvement. Il se fait donc avant la mort de l'embryon, ce qui pose des questions éthiques, tout particulièrement lorsqu'il s'agit d'un fœtus humain.
- **Cellules adultes** comme celles du rein de singe.

Les cellules obtenues sont d'abord séparées les unes des autres par une enzyme : la trypsine. Puis elles sont déposées dans le milieu de culture où elles se multiplient pour former une couche unique sur le fond du récipient. Mais dès qu'elles se touchent, elles cessent de se multiplier. Il faut alors faire des repiquages, mais ce procédé est limité surtout s'il s'agit à l'origine de cellules adultes.

Les souches cellulaires diploïdes

Dans certains cas, les cellules continuent de se multiplier tout en conservant leur nombre normal de chromosomes, d'où le qualificatif de diploïde.

Mais elles sont programmées pour se multiplier une dizaine de fois, après quoi elles meurent. Le nombre de divisions est d'autant plus grand que les cellules sont plus jeunes au départ : 50 divisions pour les cellules embryonnaires.

L'une des souches les plus anciennes et les plus connues est la souche WI 38 à partir de fibroblastes du poumon d'un fœtus humain avorté. Elle sert entre autres à la fabrication de la composante rubéole du ROR.

Les lignées cellulaires continues

Ce sont des cellules capables de se multiplier à l'infini. Elles sont devenues « immortelles », mais elles sont anormales : elles présentent des caractères de cellules cancéreuses et leurs chromosomes sont anormaux. Il s'agit donc d'une véritable cancérisation in vitro.

Certaines lignées ont été obtenues par mise en culture de cellules déjà cancéreuses, comme par exemple la souche HeLa provenant d'un cancer du col de l'utérus. Cette lignée existe encore aujourd'hui.

D'autres lignées apparaissent spontanément ou après cancérisation artificielle obtenue par l'action de substances cancérigènes ou de virus oncogènes. C'est avec ces lignées que l'on peut obtenir de l'interféron et fabriquer des vaccins. C'est le cas entre beaucoup d'autres de la lignée VERO issue de cellules de rein de singe vert.

Contaminations accidentelles

Lorsqu'un vaccin est mis sur le marché, il est toujours présenté comme parfaitement au point, plus pur, plus sûr et plus efficace que celui qu'il remplace. Mais il est clair que des contaminations accidentelles peuvent avoir lieu. Il peut s'agir :

- D'ADN ou d'ARN contaminant hétérogène, potentiellement cancérigène, soit directement, soit en s'intégrant dans le génome de nos cellules.
- De virus. Et le cas s'est déjà produit de nombreuses fois : le virus de la leucose aviaire, le virus de la chorioméningite lymphocytaire, des virus de fièvres hémorragiques, le virus SV40 (sida du singe) et combien de virus encore inconnus et indétectables ?
- De protéines transformantes avec un pouvoir tumorigène important.

Aucun vaccin n'est totalement pur. Il contient nécessairement des impuretés, essentiellement de nature protéique, sans que nous sachions de quoi il s'agit, ni quelle est leur possible nocivité.

Ces contaminations concernent aussi bien les vaccins bactériens que viraux. Elles peuvent se faire par les produits libérés par les cellules de la culture, ou par les produits ajoutés au milieu de culture. « Il est extrêmement difficile de maintenir stériles les cellules de souches et de lignées continues tout au long des années d'entretien, et même de déceler toutes les contaminations dès qu'elles surviennent[38]. »

Il peut y avoir par ailleurs des erreurs humaines et en particulier des mélanges involontaires de lignées cellulaires.

Ce chapitre pourrait être développé considérablement. Les risques liés à la fabrication des vaccins sont pratiquement illimités. Est-ce que l'homme ne joue pas à l'apprenti sorcier dans ce domaine ?

- D'autant que la manière dont nous définissons les virus est plus que discutable. Nos connaissances sur ce plan sont fragmentaires et une grande partie d'entre elles sont des constructions conceptuelles difficilement vérifiables, et procèdent de déductions (cf. annexe III).
- Mais surtout parce que nous partons toujours du présupposé que la maladie est déclenchée par un agent agresseur microscopique, ce qui est pour le moins réducteur. Quels effets ont réellement les virus sur l'organisme, sachant que nous sommes composés en grande partie de bactéries et de virus ? Quels effets ont les vaccins sur le corps, sachant que nous ne disposons pas d'études pharmacocinétiques ? Les virus sont-ils l'effet ou la cause des maladies ? Si les vaccins provoquent parfois la maladie, cela sous-entend-il que les virus, même atténués, pourraient rendre malade, éventuellement par les anticorps facilitants ?

---

[38] Maurin J., *Virologie médicale*, Flammarion, 1985.

Adjuvants de l'immunité et autres substances présentes dans les vaccins

S'ils ne sont pas introduits accidentellement, ces additifs ont pour fonction d'éviter des contaminations par les germes de l'air lors de la fabrication du vaccin (sel de mercure : thiomersal le plus souvent), ou de faciliter la fabrication d'anticorps considérée comme la réponse immunitaire. Nous parlons alors d'adjuvant de l'immunité.

La nécessité d'ajouter un produit chimique « non spécifique » pour faciliter une réponse immunitaire « spécifique » pose question. Pourquoi cet ajout est-il indispensable ? Est-ce l'agent pathogène ou ce produit chimique qui permet la fabrication de l'anticorps ?

Le Pr Louis Leri, directeur du service des vaccins à l'Institut Pasteur de Lyon, expliquait, lors d'une conférence publique qu'il donnait à Grenoble en 1995, que l'adjuvant maintenait solidement l'antigène face aux cellules immunocompétentes le temps pour celles-ci de fabriquer l'anticorps. Pardon, mais cette réponse ne me paraît pas résulter d'une observation fiable. Relève-t-elle d'une démarche scientifique sérieuse ? Comment une substance chimique particulière, sans vie propre, pourrait être capable de reconnaître l'antigène, de le « capturer », de l'amener aux lymphocytes, puis de le maintenir en place le temps nécessaire !?

Certes, le Pr Leri s'adressait à un public profane. Mais n'est-ce pas une réponse infantilisante et qui minimise les risques liés à cet additif ?

Dans la réalité, l'adjuvant génère une réaction inflammatoire générale dans tout l'organisme et une modification profonde du terrain bioélectronique. Certes, cela mobilise les cellules de l'immunité et semble indispensable pour obtenir un taux d'anticorps significatif. Mais les risques d'effets secondaires ne sont pas pris en compte, d'autant moins qu'aucune étude pharmacocinétique n'est demandée aux fabricants de vaccins.

Le principal adjuvant actuellement est l'ALUMINIUM sur lequel nous reviendrons longuement dans le chapitre des effets indésirables. Il a remplacé le phosphate de calcium depuis 1990.

2- HISTORIQUE

La variole

La toute première vaccination a été proposée par un médecin anglais, le Dr Jenner, à l'époque de la Révolution française, pour tenter de prévenir la variole. Il proposait alors d'inoculer le pus d'une maladie de la vache qui ressemblait plus ou moins à la variole : la vaccine. Assez rapidement, le vaccin est devenu obligatoire en Angleterre et dans ses colonies. Pourtant, son efficacité n'a jamais été établie, il semble que cela ait même aggravé l'intensité des épidémies qui ont suivi. La variole a disparu lorsqu'on a cessé de vacciner et que l'on a appliqué des mesures d'hygiène et de mise en quarantaine des malades.

Le Pr Alfred Russel Wallace donne l'exemple de Leicester dans le chapitre 18 de son livre *The wonderful Century* : 95 % des bébés étaient vaccinés lorsqu'éclata l'épidémie de 1871-1872. Les nombres de cas et de décès explosèrent au point que les autorités abandonnèrent la vaccination et prirent des mesures d'hygiène et d'isolement. La variole disparut de cette ville plus rapidement que dans les autres villes vaccinées…

Le Pr Alfred Russel Wallace fit d'autres études – en particulier en comparant les cas de variole dans la marine et à l'armée par rapport à Leicester[39], démontrant que la population avait été dupée !

Les complications de la vaccination étaient fréquentes et graves (en particulier des encéphalites qui sont mortelles ou laissent des séquelles neurologiques graves), au point que l'obligation a été suspendue en 1900.

---

[39] Nombre de décès entre 1873 et 1894 par variole : 37 pour 1 million dans l'armée, 36,8 dans la marine, 14,4 à Leicester.

La France a rendu cette vaccination obligatoire[40] sur son territoire et ses colonies à partir de 1902, ce qui a – sur le plan statistique – relancé l'épidémie de manière notoire. L'exemple de l'endémie de variole dans les Philippines est caractéristique :

- En 1905, la mortalité annuelle par variole est de l'ordre de 10 % de la population.
- Une campagne massive de vaccinations est mise en route. Immédiatement, une épidémie se déclenche qui tue 25 % de la population.
- La campagne de vaccination est intensifiée.
- En 1925, une nouvelle épidémie se déclenche qui tue 54 % de la population, vaccinée à 95 % ! Dans la capitale, Manille, où le taux de vaccination est encore supérieur, le taux de décès par variole atteint 65,3 %. Au contraire, dans l'île de Mindanao où la vaccination avait été refusée pour des motifs religieux, le taux de décès par variole plafonne à 11,4 %...

Finalement, la variole semble avoir été éradiquée dans les années 1970 et suivantes. Mais selon l'OMS, ce n'est pas grâce aux vaccins mais par la mise en place d'une quarantaine systématique de tous les sujets malades.

Le charbon

En juillet 1881, après avoir vainement tenté de mettre au point un vaccin contre le charbon, M. Louis Pasteur propose aux autorités et aux médias de l'époque de faire une expérience dans une ferme à Pouilly-le-Fort. Il inocule le pus de cette maladie à un troupeau entier de moutons sous l'œil attentif du public, après avoir, quelques semaines auparavant, vacciné la moitié des animaux. Ceux-là seuls vont survivre, à

[40] La vaccination antivariolique était déjà obligatoire dans l'armée – et pratiquée couramment dans la population.

quelques exceptions près. Ce fut un triomphe pour M. Pasteur.

Le vaccin mis au point par Pasteur avait été préparé en laissant vieillir à l'air le pus d'animaux malades. Mais ce n'est pas ce vaccin qu'il a utilisé ici[41] contrairement à ses dires, mais celui des docteurs Toussaint, Roux et Chamberland qui avaient ajouté dans leur mixture du bichromate de potassium[42]. Était-ce cette substance qui a protégé les moutons ?

Pasteur a refusé de dire la vérité et a donné sa propre recette aux personnes présentes lors de cette manifestation. Plusieurs vétérinaires en Europe ont tenté de reproduire son expérience avec sa recette mais sans aucun résultat positif. Quand ils ont interrogé M. Pasteur, il a prétendu qu'ils n'avaient pas bien appliqué sa recette ! Pasteur avait interdit à tout son entourage de dire la vérité sur cette question.

De nombreux faits concernant Pasteur, relatés en particulier par son neveu, Adrien Loir, sont troublants et laissent penser qu'il aurait falsifié ses résultats pour obtenir gain de cause. Si ces falsifications sont avérées, c'est inquiétant, car elles sont la base, encore de nos jours, de toute la politique vaccinale mondiale.

La rage

Le vaccin contre la rage – mis au point non par Pasteur, contrairement à la légende, mais par Galtier, un vétérinaire beaucoup plus sérieux, et par le Dr Émile Roux – a été expérimenté par Pasteur sur l'homme avant la fin des études sur les animaux, avec beaucoup d'imprudence et malgré l'opposition du Dr Roux. Le vaccin était additionné ici de

---

41 De l'aveu du neveu de Pasteur, Adrien LOIR, dans son livre *À l'ombre de Pasteur.*

42 Cette pratique est toujours en usage de nos jours. La substance ajoutée est baptisée « adjuvant de l'immunité ». Ils sont considérés comme INDISPENSABLES mais dangereux !

potasse caustique. Pasteur expérimenta ce vaccin sur deux enfants : Joseph Meister en juillet 1885, Jean-Baptiste Jupille en octobre 1885. Dans chacun de ces deux cas, il n'a jamais été vérifié que le chien qui avait mordu ces enfants était réellement enragé, et la plupart des experts sur la question affirment qu'il n'en était rien.

Non seulement, l'efficacité de l'injection semble avoir fait l'objet d'une falsification puisque nous ignorons si les enfants en question avaient été réellement contaminés, mais un autre enfant, Jules Rouyer, décéda de la rage vaccinale[43] le 26 novembre 1886 à la suite de cette vaccination. Contrairement aux résultats de l'autopsie faite par le Dr Roux et le Dr Brouardel qui prouvaient que cet enfant était mort de la rage vaccinale, en l'absence de Pasteur qui prenait des vacances, ces deux médecins mentirent effrontément devant l'Académie de médecine en prétendant qu'il était mort d'une crise d'urémie[44].

Après ces quelques essais aventureux, Pasteur généralisa la vaccination dans toute l'Europe… Contrairement à ses espoirs, le nombre de cas de rage ne diminua absolument pas, bien au contraire[45]. Le nombre de morts par la rage entre 1850 et 1872 était d'environ 20 par an… De 1875 à 1885, ce chiffre est monté à 43 morts par an. Pendant l'année 1886, Pasteur et son équipe ont inoculé ce vaccin à 2 682 individus, dont 1 929 Français. 18 de ces Français sont morts. Et nous ne savons pas si c'est de la rage sauvage ou de la rage vaccinale. Selon Pasteur et ses amis, le vaccin aurait donc permis d'éviter la rage à 1 911 Français. Ce qui voudrait dire que selon eux, 1 929 Français auraient dû mourir de la rage cette année-là[46] !

---

43 Les médecins de l'époque savaient faire la différence entre la rage sauvage suite à une morsure de chien et la rage vaccinale paralytique.

44 Adrien Loir, *À l'ombre de Pasteur*.

45 Dr Auguste Lutaud, *Pasteur l'imposteur*, Éd. Talma.

46 Michel Georget, *Vaccinations, les vérités indésirables*, Éd. Dangles, p. 257 et suivantes.

Beaucoup de médecins de l'époque ont accusé Pasteur de donner la rage par son procédé ! Là encore, les chiens responsables des morsures n'ont jamais été autopsiés pour vérifier s'ils étaient malades ou non : nous ne savons donc pas quel était le nombre réel de personnes contaminées. De toute manière, il est clair que le nombre de cas de rage n'aurait pas pu « bondir » de 43 à 1911 en une année…

La diphtérie

Ce vaccin a pour finalité d'antidoter une toxine microbienne. C'est au Dr Émile ROUX que nous le devons. Il propose d'inoculer ladite toxine atténuée par un séjour en étuve plus ou moins long.

Le vaccin est proposé en France à partir de 1923. À l'époque, on comptait environ 12 000 cas par an. Dans les années qui suivent la campagne de vaccinations, ce nombre passe à plus de 20 000…

En 1925, un médecin militaire, le Dr Zoeller à Mayence, a été chargé de confirmer l'efficacité du vaccin contre la diphtérie sur des jeunes faisant leur service militaire. Il en vaccina 305 sur 1 005. Suite à la deuxième injection, 11 cas de diphtérie se produisirent chez les vaccinés, un seul sur les non-vaccinés ! Mais les médecins décidèrent alors que deux injections n'étaient pas suffisantes pour donner l'immunité, et ils ont rangé ces onze cas parmi les non-vaccinés ! Est-ce que cette démarche était scientifique ? N'est-on pas en présence d'une forme de déni ? Il semblerait que les « scientifiques » sont tellement convaincus que la vaccination est efficace qu'ils méconnaissent les résultats obtenus…

Lorsque le vaccin devint obligatoire en 1938, la maladie « flamba » littéralement (plus de 45 000 cas). Ce n'est sans doute pas dû seulement au vaccin : le phénomène a été majoré par la Deuxième Guerre mondiale et les conditions de vie précaires qu'elle a entraînées. La maladie a disparu ensuite spontanément, dans les pays vaccinés comme dans ceux qui n'étaient pas vaccinés, selon l'habituelle courbe de Gauss qui caractérise toutes les épidémies. Dans le meilleur des cas, il n'est pas envisageable de penser que le vaccin ait pu être bénéfique.

Le tétanos

C'est au Dr Émile ROUX puis à Gaston RAMON que nous devons ce vaccin, obligatoire en France depuis 1940. Comme pour la diphtérie, le vaccin consiste en l'inoculation de la toxine tétanique atténuée par un séjour en étuve.

Cette toxine – lors de la maladie – ne se trouve pas dans le sang où circulent les anticorps, mais à l'intérieur des cellules nerveuses (elle se diffuse à l'intérieur des axones jusqu'au corps cellulaire du neurone, ce qui explique le temps d'incubation plus ou moins long selon la distance à parcourir entre la plaie et le cerveau)… Les anticorps ne peuvent donc pas agir ! Le sérum antitétanique est inactif.

Selon les partisans des vaccins, celui-ci aurait sauvé des millions de personnes, en particulier pendant la dernière guerre mondiale. Cette affirmation ne repose sur aucune étude statistique sérieuse : l'armée française, la mieux vaccinée du monde, a présenté un nombre de cas de tétanos 7 fois supérieur à celui de l'armée grecque, non vaccinée[47]…

Cette maladie n'est pas contagieuse d'un individu à l'autre. Le nombre annuel de cas de tétanos en France reste depuis des années aux alentours de DIX…

En cas de maladie déclarée, l'injection de vitamine C intraveineuse joue manifestement sur le taux de mortalité : un essai clinique non randomisé, au Bangladesh, a inclus 117 patients atteints du tétanos. La vitamine C a été administrée par voie intraveineuse à raison de 1 g/jour en association au traitement standard. Lors du recrutement, les participants ont été classés en deux tranches d'âge et les

[47] Fernand Delarue, *L'Intoxication vaccinale*, Seuil.

résultats ont été communiqués par âge. Il y avait une différence significative au niveau de l'effet de la vitamine C entre les deux groupes d'âge (P = 0,01) :

- Chez les patients âgés de 1 à 12 ans (n = 62), le traitement par vitamine C a été associé à une diminution de 100 % du taux de létalité du tétanos (intervalle de confiance (IC) à 95 %, de -100 % à -94 %).
- Chez les patients âgés de 13 à 30 ans (n = 55), le traitement par vitamine C a été associé à une diminution de 45 % des cas de taux de mortalité (IC à 95 %, de -69 % à -5 %[48]).

Comme nous l'avons expliqué dans le chapitre sur les vitamines, il est clair qu'un gramme de vitamine C par jour est significatif pour un bébé, mais qu'il aurait fallu injecter au moins dix grammes par jour pour le groupe entre 13 et 30 ans pour obtenir un résultat équivalent.

Certes, il ne s'agissait pas d'un essai clinique randomisé en double aveugle. Compte tenu de l'innocuité de la vitamine C et du bénéfice espéré, une telle technique aurait été contraire à l'éthique. La communauté scientifique considère aujourd'hui que cet essai n'est pas concluant. Mais pourquoi la vitamine C n'est-elle jamais utilisée aujourd'hui pour le traitement de cette maladie ?

Le BCG

Le bacille tuberculeux et la tuberculine ont été découverts par le docteur Robert KOCH (1843-1910) en 1882. Ce médecin avait mis en évidence une réaction d'hypersensibilité retardée (ou ALLERGIE CELLULAIRE) lors d'infestations successives de cobayes par des bacilles tuberculeux, sans lien

---

48 https://www.cochrane.org/fr/CD006665/WOUNDS_la-vitamine-c-pour-prevenir-et-guerir-le-tetanos#:~:text=La%20vitamine%20C%20ne%20peut,traitement%20du%20t%C3%A9tanos%20sont%20n%C3%A9cessaires

évident avec une éventuelle protection contre la maladie tuberculeuse.

Le BCG est l'inoculation du bacille de la tuberculose bovine, vivant et atténué par vieillissement. Il a été mis au point entre 1920 et 1925 par les Prs Calmette et Guérin.

Pendant des années, sur les conseils de ses promoteurs, le vaccin s'est fait de façon systématique, tous les dix ans, d'abord par voie buvable, puis par scarification, sans tenir compte de la réaction tuberculinique. Cette réaction, signant simplement un état d'allergie, était présentée comme absolument sans rapport avec la réalité de la protection apportée par le vaccin.

Aux alentours de 1950, les progrès en immunologie ont permis d'exclure tout processus immunitaire classique par complexe antigène-anticorps vis-à-vis de la tuberculose. Il devenait absolument certain que **la vaccination par le BCG ne pouvait en aucun cas empêcher une infection tuberculeuse ultérieure**[49].

Malgré ce constat et pour une raison difficile à expliquer (peut-être pour ne pas aller à l'encontre de la théorie vaccinale ?), la vaccination par le BCG a été rendue obligatoire à 6 ans en 1950, au moment où le PDG de l'Institut Pasteur fut nommé président du Sénat. Y aurait-il eu un conflit d'intérêts ?

Par contre, à partir de ce moment, la positivation de la cuti-réaction à la tuberculine est devenue le but des vaccinateurs. Cette positivation permettrait, selon les promoteurs du vaccin, d'éviter ou de minimiser une complication grave de la tuberculose : la méningite tuberculeuse.

Mais ce fait est formellement contredit par le Pr COSTIL, de l'hôpital Trousseau à Paris (journal médical *PROFIL* du 13/7/89). Ce professeur a pu en observer 8 cas entre 1978 et 1988, survenus chez des enfants tous vaccinés. Cas moins graves, diraient certains ? Le professeur COSTIL déplore

[49] Dr Marcel Ferru, *La Faillite du BCG*, janvier 1977, imprimerie des Presses universitaires de France.

pourtant 2 décès, 3 cas avec séquelles graves (neurologiques), et seulement 3 guérisons vraies. Comme par hasard, et sans mentionner l'inconvénient du virage de cuti-artificiel obtenu par la vaccination BCG[50], le Pr COSTIL déplore très vivement l'absence de précocité du diagnostic, responsable à son avis des évolutions défavorables. On le comprend, puisque nous disposons aujourd'hui d'antibiotiques tout à fait efficaces contre le bacille tuberculeux.

Il est possible de multiplier les arguments sourcés[51] vis-à-vis de la nocivité du BCG et du caractère intempestif de la positivation des réactions à la tuberculine. Mais la question est aussi de savoir s'il permet d'éradiquer la maladie !

- En 1945, la Hollande était le pays d'Europe le plus touché par le fléau tuberculeux. En 1970, sans jamais avoir eu recours au BCG, la maladie y était totalement éradiquée. À l'inverse, le fléau tuberculeux était toujours préoccupant en France où la vaccination était obligatoire et systématique[52].
- La seule étude statistique sérieuse faite par rapport à l'efficacité du BCG remonte aux années 1975. Effectuée au KERALA, un État du sud de l'Inde, elle a abouti au constat inquiétant d'un nombre plus élevé de tuberculoses chez les sujets vaccinés que chez les sujets non vaccinés[53].

Il est clair que si le vaccin « prend », il provoque une petite tuberculose cutanée – plus ou moins sévère – qui évolue sur plusieurs mois. Cette maladie artificielle ne risque-t-elle pas

---

50 Ce virage de cuti permettait de détecter précocement une infection tuberculeuse avant la pratique du BCG à grande échelle.

51 Pr GROSSET (Tribune médicale, 20 février 1982), Pr SORS et Pr DAUTZENBERG à la Salpêtrière à Paris, Pr J. CHRÉTIEN à l'Hôpital Laënnec à Paris, Pr J.P. DERENNE à l'Hôpital Saint-Antoine, toujours à Paris (Concours médical – 7 décembre 1985).

52 Michel Georget, *Vaccinations, les vérités indésirables*, Éd. Dangles, p. 325.

53 *Ibid.*, p. 324.

d'affaiblir la vitalité du patient ? L'allergie à la tuberculine pourrait par ailleurs être en lien avec la flambée des maladies allergiques et des maladies auto-immunes que nous observons depuis bien des années.

La poliomyélite

Cette maladie – connue et décrite depuis l'Antiquité – est devenue fréquente à la fin du XIXe siècle dans les pays industrialisés, sous l'apparence d'une épidémie de paralysies flasques à New York...

En 1909, deux biologistes autrichiens, Karl Landsteiner[54] et Erwin Popper, ont prétendu avoir isolé un virus. En fait, ils ont réussi à transmettre la maladie en inoculant, directement dans la cavité abdominale de singes, un broyat de tissu nerveux prélevé sur un enfant décédé de la polio. Ce broyat avait été préalablement passé dans un filtre censé interdire le passage des bactéries. Ils ont donc supposé qu'il existerait un virus dans ce liquide. Notons bien qu'il n'y a pas eu d'isolement objectif ni de visualisation dudit virus.

Pour consolider cette hypothèse, d'autres chercheurs ont fait ce type d'inoculations directement dans le cerveau d'autres singes et ont pu ensuite transmettre la maladie de singe à singe. La question reste néanmoins posée : qu'est-ce qui était « pathogène » dans ce mélange ? Un virus, des molécules biologiques particulières, des substances chimiques (arsenic, plomb ?) qui auraient pu empoisonner l'enfant décédé sur lequel le prélèvement initial avait été fait ? Par ailleurs, pourquoi la transmission n'a pas pu se faire par voie buccale puisque la maladie est censée se propager par cette voie ?

[54] Notons que Karl Landsteiner était un biologiste renommé. Il a été le premier à identifier les groupes sanguins, ce qui lui a valu le prix Nobel en 1930.

C'est à partir de ces recherches relayées par des milliers de scientifiques que des vaccins ont pu être mis au point : le vaccin injectable de Jonas Salk et le vaccin oral d'Albert Sabin. Il a été diffusé à grande échelle à partir de 1955, d'abord aux États-Unis.

Le nombre de cas a diminué de façon drastique entre 1960 et 1970, laissant penser que la vaccination était efficace. À la même époque, la maladie a commencé à se répandre dans les pays en voie de développement.

Le 18 octobre 1994, la revue *JAMA* n° 299 a fait le point sur cette maladie grâce à des chiffres fournis par l'OMS. Selon cet article, on dénombrait en 1988 : 32 286 cas de poliomyélite paralysante au niveau du globe, et en 1993 seulement 9 714. Ces chiffres sont apparemment en faveur de l'efficacité de la vaccination.

Notons néanmoins que l'OMS a divisé le globe en six zones géographiques pour suivre l'évolution de la couverture vaccinale et de la maladie zone par zone. Et les résultats obtenus ainsi deviennent alors totalement incohérents :

- En Afrique, la couverture vaccinale est passée de 44 % en 1988 à 50 % en 1993. Malgré cette très minime augmentation, le nombre de cas est passé de 4 546 à 1 437.
- En Méditerranée orientale, la couverture vaccinale est passée de 69 % à 75 %, et le nombre de cas a augmenté de 2 332 cas en 1988 à 2 451 en 1993.
- En Europe, la couverture vaccinale est passée de 86 % à 72 %, et le nombre de cas a diminué de 206 à 198… Le dernier cas de poliomyélite observé en France était dû au virus vaccinal. D'ailleurs, selon la *Revue du Praticien* n° 314 du 23 octobre 1995, sur les 50 derniers cas déclarés en France au cours des dix dernières précédentes, tous ces cas étaient soit importés, soit directement consécutifs à la vaccination orale.

- En Asie du Sud-Est, la couverture vaccinale est passée de 1988 à 1993 de 57 % à 90 %. Le nombre de cas a diminué sur cette période de 22 814 à 4 414.
- Le continent américain a vu passer le nombre de cas de 340 à 0 pour une couverture vaccinale passée de 82 à 86 %. À noter que les 340 cas de 1988 étaient presque tous dus au virus vaccinal.
- Dans le Pacifique Ouest, la couverture vaccinale est passée de 89 à 93 % et le nombre de cas de 2 079 à 1 214…

Nous pouvons noter l'absence de concordance des impacts de la vaccination entre ces différents pays sur une période similaire : dans certains cas la vaccination semble s'accompagner d'une baisse des cas, parfois c'est l'inverse, et bien souvent, les variations ne sont pas cohérentes.

Par ailleurs, il faut savoir qu'en 1988, étaient comptabilisées avec les cas de poliomyélite antérieure aiguë paralysante toute une kyrielle de maladies liées à des virus différents, en particulier le virus ECHO et le virus COXSACKIE que l'on ne savait pas distinguer du virus POLIO. Mais en 1993, on sait faire la distinction, ce qui fait que tous ces chiffres ne veulent plus rien dire.

D'autres explications à la polio sont envisagées, mais très peu médiatisées : l'épidémie de polio semble être corrélée avec l'utilisation d'un colorant, le vert de Paris, à base d'arsenic, qui est entré dans la composition des pesticides agricoles, et de DDT à base d'arsenic et de plomb. Cette maladie a disparu lorsque ces épandages ont cessé[55].

Notons bien que toutes les campagnes de vaccination ont provoqué un grand nombre de cas de « polio vaccinale » en plus de la « polio sauvage[56] ».

---

[55] *Des Tortues jusqu'en bas*, p. 343 et suivantes.

[56] *Idem*, p. 376 et suivantes.

La rougeole

Ce vaccin est proposé depuis 1963 aux USA…

Là encore, il n'y a jamais eu d'isolement réel ni de visualisation de ce virus.

En 1954, John Enders et Thomas Peebles ont affirmé avoir propagé le virus de la rougeole dans des cellules rénales humaines et de singe. Enders et Peebles ont ajouté des lavages de gorge et du sang à leurs cultures cellulaires. Après avoir observé des effets cytopathiques (ECP = changement structurel dans une cellule hôte attribué à une infection virale, c'est-à-dire la présence de cellules mourantes et décomposées dans leurs tubes à essai), ils ont conclu que les manifestations in vitro « pouvaient » être associées au virus de la rougeole.

Ils ont averti que « les effets cytopathiques qui ressemblent superficiellement à ceux résultant d'une infection par les agents de la rougeole peuvent éventuellement être induits par d'autres agents viraux présents dans le tissu rénal du singe ou par des facteurs inconnus ».

Mais ils ont poursuivi en concluant de manière inappropriée que « ce groupe d'agents est composé de représentants de l'espèce virale responsable de la rougeole ».

Enders et Peebles n'ont effectué aucune expérience de contrôle pour vérifier si la procédure de culture elle-même, c'est-à-dire le stress des cellules dans un tube à essai, produirait les mêmes ECP, invalidant ainsi les preuves de leur conclusion. Idéalement, plusieurs expériences de contrôle auraient dû être réalisées : certaines sans ajout d'échantillons d'origine humaine, d'autres avec des échantillons d'origine humaine provenant de sujets en bonne santé et d'autres encore avec des échantillons d'origine humaine provenant de sujets en mauvaise santé, mais ne souffrant pas cliniquement de la rougeole ou d'une autre affection « virale » présumée[57].

---

[57] « Un adieu à la virologie », édition pour expert, Dr Mark Bailey, publié le 15 septembre 2022, https://drsambailey.com/wp-

Nous avons pu obtenir une image, en microscopie électronique à transmission, interprétée comme correspondant au virus de la rougeole. Mais personne n'a pu démontrer que cette vésicule extracellulaire est un virus et encore moins qu'elle a un effet pathogène.

Le vaccin contre la rougeole a été utilisé pour la première fois aux États-Unis en 1963, isolément. Il a été associé aux vaccins contre les oreillons et la rubéole à compter de 1977. Cette vaccination semble avoir été efficace. Pourtant, les laboratoires Smithkline Beecham déclarent dans leur publication *Vaccins Action* n° 1 : « Les rougeoles ont été 18 fois plus nombreuses aux USA en 1990 (27 672 cas) qu'en 1978. [...] Pas moins de 77 % des rougeoles déclarées sont apparues chez des élèves vaccinés. »

La maladie est beaucoup plus fréquente chez l'adulte depuis l'introduction de la vaccination. Elle est alors beaucoup plus sévère et invalidante – voire mortelle – selon le Pr Mendolson[58].

Associé ensuite au vaccin RUBÉOLE et au vaccin OREILLONS, il a été observé une colossale flambée de cas d'AUTISME, se déclenchant bien souvent quelques heures ou jours après l'inoculation[59]...

L'hépatite B

Premier vaccin obtenu par génie génétique, une campagne de vaccination massive est mise en route entre 1994 et 1998 dans tous les lycées et collèges de France. À cette époque, comme dans tous les vaccins pratiqués, l'HYDROXYDE d'ALUMINIUM (adjuvant de l'immunité) était dosé à **1 250 microgrammes par injection**.

content/uploads/2023/09/A-FAREWELL-TO-VIROLOGY-Expert-Edition-English.pdf

58 La mortalité est multipliée par 25 chez l'adulte.

59 Dr Andrew Wakefield *et al.*, *The Lancet*, Royaume-Uni, 1998.

Le 1er octobre 1998, la campagne de vaccination est stoppée vu le grand nombre d'effets secondaires gravissimes : scléroses en plaques en particulier !

Il est impossible de juger de son efficacité puisque cette maladie est absolument exceptionnelle dans nos pays occidentaux…

Mais la vaccination est obligatoire pour les nourrissons ! Il est clair qu'à cet âge, la survenue de maladie démyélinisante comme la sclérose en plaques est peu probable puisque la myéline n'est pas encore formée. Par contre, la présence des adjuvants de l'immunité peut être inopportune et se cumuler avec les autres vaccinations. Heureusement, de nos jours, la quantité d'aluminium a été diminuée (250 à 400 microgrammes dans chaque seringue), mais elle est encore très supérieure à la dose toxique irréversible selon le Centre Antipoison de Paris (60 microgrammes par litre de sang)…

Le Covid-19

Une personne qui a suivi dans le détail les résultats apportés par ce vaccin se rendra compte rapidement que la réalité est très éloignée des affirmations formulées par les autorités sanitaires. J'y reviens dans l'annexe VI consacrée à la pandémie Covid. Il est clair que les statistiques officielles mettent en évidence un nombre inquiétant d'effets secondaires gravissimes – mort, myocardites, thromboses, fausses couches, et autisme chez les enfants des femmes vaccinées enceintes…

Conclusion provisoire

Cette énumération est loin d'être exhaustive, le nombre de vaccins ne cessant de s'accroître jour après jour.

Notons bien que, de nos jours, les injections de plusieurs vaccins simultanément posent de graves problèmes, tant du fait de l'accumulation des adjuvants de l'immunité et autres additifs, que par des mécanismes encore mal connus.

Une étude des Drs Karl Jablonowski et Brian Hooker en Floride, dans la *Revue internationale de théorie, de pratique et de recherche sur les vaccins* datée du 19 juin 2024, a constaté que **chaque vaccin supplémentaire augmentait « de manière exponentielle »** les maladies respiratoires, les maladies du développement et les maladies infectieuses chez les nourrissons. Cette étude a révélé que plus de vaccins entraînaient plus de diagnostics dans les 30 jours suivant la vaccination. Un vaccin supplémentaire a entraîné en moyenne sept maladies supplémentaires, deux vaccins ont entraîné 15 maladies supplémentaires et trois vaccins ont entraîné 35 maladies supplémentaires !

3- LES EFFETS SECONDAIRES

Généralités

Quelles que puissent être les opinions favorables ou défavorables vis-à-vis de cette pratique, il est clair que tous les vaccins génèrent de multiples stress :

- Une réaction baptisée « immunitaire » visant à protéger contre telle ou telle maladie, ce qui est un véritable stress au niveau biologique.
- Un empoisonnement par les adjuvants de l'immunité : essentiellement l'hydroxyde d'aluminium et sans doute bien d'autres aujourd'hui comme le graphène de nos jours ? Ces ingrédients sont de toute évidence nocifs.
- Un empoisonnement par des conservateurs et autres produits chimiques, comme le thiomersal (mercure) et le formol. Ces produits sont utilisés pour simplifier les procédures de fabrication des vaccins qui ne sont pas

faites dans des conditions de stérilité minimale. Là encore, ce sont des poisons redoutables.

- Des stress psychologiques multiples véhiculés par les pouvoirs politiques et médicaux (peur de la maladie dont la fréquence et la gravité sont majorées par les autorités comme pour le vaccin hépatite B, peur de la piqûre…).

Tout cela est particulièrement dommageable pendant les périodes de croissance importantes de la vie, à savoir essentiellement les neuf premiers mois où le bébé grandit de 4 à 5 cm par mois, et pendant l'adolescence. Il est évident que vouloir protéger du tétanos un bébé incapable de marcher n'a aucun sens. Mais c'est dommageable également à tous les âges de la vie, d'autant plus que les anticorps, nous l'avons vu, sont incapables d'amener la moindre protection à ce niveau.

Les découvertes du Dr Andrew Moulden

Le **Dr Andrew Moulden** est un médecin canadien, titulaire d'un master en développement de l'enfant, auteur d'une thèse sur le langage et le développement neurocognitif chez les enfants et les adolescents, docteur en neuropsychologie clinique et expérimentale, spécialisé en neurobiologie, neuropsychiatrie, neurosciences cognitives, lésions cérébrales acquises et syndrome post-commotionnel et auteur d'une thèse de doctorat sur l'imagerie cérébrale fonctionnelle (IRMf) et la neuro-électrophysiologie.

Il est décédé le 4/11/2013 à l'âge de 49 ans après des années de silence contraint. Deux semaines auparavant, il avait annoncé à quelques collègues choisis la publication imminente d'un nouveau corpus de recherches et de traitements susceptibles de détruire le modèle dominant de gestion de la maladie et le business de la vaccination.

Le nom et l'œuvre de ce vaillant chercheur ont été quasiment effacés d'internet pour avoir dit la vérité sur un système de santé délétère et corrompu et, surtout, pour avoir entrepris de nous redonner les clés de notre santé. Le Dr Midwestern (pseudo) qui a repris le flambeau sur son blog témoigne : « Des membres éminents du mouvement pour la sécurité des vaccins et certains des praticiens de médecine intégrative les plus talentueux que j'ai rencontrés, partagent le point de vue du Dr Moulden, mais en raison de ce qui lui est arrivé, aucun d'entre eux ne s'exprime publiquement sur cette question ».

Le Dr Andrew Moulden a pu démontrer – par une technique d'imagerie médicale « IRM spécifique » et par l'examen neurologique systématique des personnes vaccinées – que **tous les vaccins** causent des **micro-accidents vasculaires cérébraux** chez toutes les personnes vaccinées.

Il présente les preuves scientifiques les plus convaincantes et les plus accablantes à ce jour : chaque vaccination endommage les minuscules capillaires du réseau vasculaire en raison de l'afflux de globules blancs généré par la réponse immunitaire aux antigènes étrangers des vaccins.

L'obstruction qui en résulte empêche la circulation des globules rouges porteurs d'oxygène, provoquant l'asphyxie des cellules cérébrales et nerveuses. Ce phénomène est la définition même d'un accident vasculaire cérébral. Curieusement, ces mêmes lésions, lorsqu'elles apparaissent chez un jeune enfant, sont simplement qualifiées de **troubles du spectre autistique**.

Le Dr Moulden précise :

« Les répercussions de ce que j'ai mis à jour ne peuvent que provoquer l'effondrement de l'ensemble du modèle médical, confortant le fait déjà établi que les microbes ne sont pas en eux-mêmes la cause des maladies, et que la "théorie des germes" de Louis Pasteur n'a jamais été qu'une hypothèse réfutée depuis son invention, notamment par le Pr Antoine Béchamp.

Mes études antérieures ont contribué à ma faculté de soudainement "voir" ce qui se trouvait en réalité sous nos yeux depuis le début : les AVC et les lésions cérébrales causées par les vaccinations. Nous n'avions tout simplement pas pris la mesure d'un phénomène connu : la polio causée par des polluants environnementaux provoque exactement les mêmes dommages cérébraux que TOUS les vaccins, et bien que les déclencheurs soient différents d'un individu à l'autre, le syndrome de Guillain-Barré et toute une série d'autres troubles neurologiques – allant de minimes à mortels – sont causés par un même mécanisme : **l'ischémie** (interruption de l'apport en oxygène et en nutriments) qui résulte d'une altération de la microcirculation sanguine.

J'ai des raisons de croire que personne n'y échappe et que **l'accumulation des vaccinations est à l'origine de l'augmentation considérable de l'autisme, des troubles spécifiques de l'apprentissage et de l'attention, de la mort subite du nourrisson, des maladies neurodégénératives, de la démence, de certains cancers et de bien d'autres maux.**

Ce que nous nous sommes fait subir les uns aux autres avec les vaccins a provoqué les dommages les plus lourds de conséquences que l'humanité se soit infligés à elle-même au cours de son histoire. [...]

Comme les virus et bactéries (trafiqués) contenus dans les vaccins, l'aluminium, le mercure, le squalène et autres adjuvants sont des substances étrangères à la physiologie humaine qui induisent des réactions électrostatiques et immunologiques amplifiant les effets (c'est le but avoué de l'agression vaccinale) et les dommages.

L'aluminium est un agent tensioactif coagulant ; il a une charge électrique positive élevée qui aimante les particules et les agglutine. Sa capacité à provoquer cette agglutination est 84 fois supérieure à celle du sodium si souvent incriminé ! Il est d'ailleurs utilisé dans les stations d'épuration des eaux usées pour favoriser l'agglomération des matières et la formation de boues... Il en est de même pour les anti-transpirants : il provoque une gélification qui obstrue les canaux de transpiration dans les aisselles. Les vaccins contenant de l'aluminium provoquent le même phénomène dans les tissus et la circulation sanguine ».

Il est clair par ailleurs que ce phénomène d'obstruction des vaisseaux capillaires ne se produit pas qu'au niveau du cerveau, mais bien dans tout l'organisme. Ce qui pourrait être à l'origine de bien des déficiences d'organes nobles comme les REINS, le FOIE ou le CŒUR. Comme par hasard, pendant des décennies, les troubles de la fonction rénale comme l'albuminurie ont été reconnus comme contre-indiquant la pratique des vaccinations. Mais curieusement, plus personne ne tient compte de cette précaution de nos jours, à ma connaissance. Pourquoi ?

L'aluminium

L'aluminium est le principal « adjuvant de l'immunité ». Rappelons qu'il est présent dans chaque seringue vaccinale (sous la forme d'hydroxyde qui est la plus toxique ou de phosphate) depuis les années 1950 à des doses très supérieures à ce qui est considéré comme un niveau toxique : 60 microgrammes par litre de sang[60]. Les dégâts sont inéluctables à compter de 100 microgrammes !

- Il a trois tissus cibles : les os et articulations, les reins et surtout le **tissu nerveux noble**.
- Il dispose d'un transporteur efficace : la TRANSFERRINE – normalement réservée au transport du FER qu'il vient supplanter !
- Il entraîne une modification du milieu bioélectronique vers la zone correspondant à l'autisme et à la névrose profonde…
- Il fait des dégâts dans le tissu nerveux noble, identiques à ce que l'on observe dans les encéphalites spongiformes « abiotrophiques » : **maladie de la Vache Folle, maladie de Creutzfeld Jacob,** etc.
- Il se retrouve également à des concentrations massives dans le cerveau des malades touchés par la démence

60 Selon le Dr Garnier du Centre antipoison de Paris – dans un article publié dans la revue *Jama* en mai 1997.

d'Alzheimer, la maladie de Parkinson et la sclérose en plaques, bien que personne n'ait cherché de ce côté…

- Il diminue la plasticité neuronale et favorise le vieillissement des tissus nobles.

Par voie digestive, un pourcentage variable selon les apports passe théoriquement dans le sang, plus ou moins selon les acides assimilés simultanément (à noter que les aliments préparés en « papillotes » avec un film d'aluminium et du jus de citron sont particulièrement nocifs). L'absorption est plus importante en cas de carences associées en **vitamine C**, fer et zinc. Il est clair que l'injection sous-cutanée ou intramusculaire ne permet aucune élimination de ce poison.

Apports courants :

- **L'eau du robinet** (clarifiée souvent avec de l'ALUMINIUM), les ustensiles de cuisine en aluminium, certains jus de fruits « clarifiés ».
- **La médecine conventionnelle** !
  - Les médicaments contre les brûlures d'estomac : ils contiennent des quantités énormes d'aluminium, mais ils sont filtrés par la muqueuse digestive et passent relativement peu dans le sang.
  - **L'hémodialyse** (rein artificiel) utilisait encore récemment de l'aluminium pour « nettoyer » le sang !
  - **Les VACCINS…** La plupart contenaient encore **1 250 microgrammes d'hydroxyde d'aluminium** (une des formes chimiques les plus toxiques) par dose en 1997, soit plus de vingt fois la dose toxique, en tant qu'ADJUVANT de l'IMMUNITÉ. De nos jours, ce dosage a été diminué (entre 200 et 450 microgrammes) mais il reste encore préoccupant.

En conclusion

L'hypothèse microbienne ou virale face aux maladies, et en particulier lors des épidémies, offre une explication simple et sans doute logique aux maladies infectieuses. Mais comme nous venons de le voir, les faits remettent en question, au moins en partie, ce paradigme : de nombreuses questions ne sont pas élucidées, elles sont ignorées, peut-être délibérément ? De nombreuses incohérences nous invitent à chercher plus loin : la notion de microbe s'intègre dans un tout complexe, et il n'est peut-être pas l'ennemi que nous croyons… Nous devons repenser cette discipline et la vérifier de manière scientifique et rigoureuse, en changeant d'angle, en étant prêts à « révolutionner » nos « pris pour acquis » comme le suggère le grand épistémologue Thomas Kuhn…

Nous ne pouvons pas à ce jour établir clairement la **balance « bénéfice/risque »** des vaccinations.

J'ai pu vérifier dans ma clientèle et pour mes huit enfants que les individus non vaccinés, quel que soit leur âge, sont en bien meilleure santé que les autres, et qu'ils ne consultent que très rarement !

Aucune maladie n'a pu être éradiquée par les vaccinations, pas plus la variole que la poliomyélite.

Nous l'avons vu, de nombreuses études sérieuses démontrent la nocivité des campagnes de vaccination systématique – qui relancent bien souvent la fréquence et l'ampleur des épidémies et rendent la maladie plus sévère – et leur manque absolu d'intérêt.

En principe, le travail du médecin sous-entend une prise en charge individuelle de chaque personne, en fonction de la réalité qu'elle vit. Est-ce que la pratique des vaccinations ne relève pas d'une autre dynamique ? Sous le prétexte de les protéger d'hypothétiques virus, la vaccination rabaisse les humains au rang de bétail, sans tenir compte des variables individuelles.

Dans tous les cas, les additifs et adjuvants de l'immunité présents dans les vaccins génèrent un empoisonnement qui fragilise les personnes vaccinées et peuvent être considérés comme une dyscrasie iatrogène préjudiciable. Le fait qu'aucune étude pharmacocinétique de l'évolution de ces substances injectées dans l'organisme ne soit faite n'est pas rassurant !

Les obligations vaccinales n'ont donc aucun intérêt sinon pour l'industrie pharmaceutique.

III- SPLENDEUR ET COMPLEXITÉ DU VIVANT

Anatomie et physiologie

Nous sommes tous en admiration devant les résultats de la technologie moderne : avions, voitures, machines plus ou moins complexes… et avec juste raison. Mais la plus merveilleuse de ces réalisations ne peut rivaliser avec un être vivant, et tout particulièrement avec un être humain.

Je me souviendrai toujours de mes découvertes pendant mes études de médecine. Le seul appareil locomoteur est absolument prodigieux. J'ai été émerveillé par la façon dont les doigts d'une main sont organisés. Chaque doigt est actionné par des muscles situés à distance, grâce à de longs ligaments coulissant dans des gaines accolées aux os, le tout lubrifié par des poches de liquide synovial placées juste au bon endroit. Et chaque muscle est contrebalancé par un muscle antagoniste pour permettre de mesurer le mouvement et de le stopper au bon moment. Ce qui suppose une orchestration absolument merveilleuse de cette mécanique – prise en charge par notre cerveau à notre insu ! Nous avons appris le mode d'emploi…

Si nous poussons notre observation au niveau microscopique, toujours au niveau de l'appareil locomoteur, la manière dont les fibrilles musculaires s'imbriquent les unes dans les autres pour permettre la contraction musculaire est totalement sidérante. Mais nous n'avons aucune idée de la manière dont ce processus s'enclenche. Nous pouvons tout au plus imaginer les besoins en énergie correspondants et les réactions chimiques qui permettent la mise à disposition de cette énergie.

L'observation de cet infiniment petit – grâce à la microscopie – est fascinante. Mais la plupart du temps, cela se fait sur du mort[61], comme les dissections anatomiques à l'échelle macroscopique. Cela ne nous donne qu'une connaissance parcellaire.

Je dispose depuis une quinzaine d'années d'un microscope capable de travailler sur fond noir. Ce procédé permet d'observer du « vivant » en mouvement : j'ai pu visualiser et filmer sur le vivant, sans aucune préparation, des milliers de gouttes de sang et d'autres substrats vivants (sève végétale, œuf, pus, salive, larmes…). C'est littéralement féérique. Voir le déplacement de type amibien d'un leucocyte par la mobilisation des granulations microscopiques[62] qui sont à l'intérieur de son cytoplasme, voir la pulsation régulière de chaque cellule, hématie (globule rouge) ou leucocyte, voir la danse des granulations microscopiques dans le plasma, tout cela donne une idée un peu plus « dynamique » de ce qui se passe dans notre corps vivant. C'est bien sûr encore à des années-lumière de l'infinie complexité du Vivant !

Nous attribuons à M. Louis Pasteur les fondements de la microbiologie et de l'infectiologie. Mais cet homme était-il intègre et honnête ? A-t-il vraiment tenu compte des données qu'il a obtenues lorsqu'il observait le vivant ? Je vous renvoie à l'annexe V qui reprend un article édifiant du Dr André Borgomano, publié par l'Académie des Sciences et Lettres de Montpellier en 2014. Cet article très bien documenté laisse entendre que Pasteur aurait falsifié les résultats de ses recherches. Il est étonnant de voir à quel point l'Histoire qui nous est enseignée ne tient pas compte de ces données.

Toujours est-il que Pasteur propose un modèle simplifié du système immunitaire. Alors même que nous savons que la vie microbiologique est extraordinairement complexe, que

---

61 Cf. annexe I qui détaille les protocoles utilisés : il est clair que ces protocoles transforment et modifient profondément ce que nous désirons observer.

62 Très probablement des microzymas – cf. annexe IV.

nos connaissances sont encore émergentes, l'immunologie classique héritée de Pasteur nous laisse entendre que nous pourrions améliorer le vivant !

Ma conviction est que la médecine allopathique moderne a emprunté un chemin trop cartésien, au lieu d'explorer ce vivant de façon systémique et tenter de comprendre les processus organiques du « Tout ». Comment intervenir de manière adéquate si nous cherchons toujours dans le même sens : trouver la pièce défectueuse, le microbe qui nous agresse, ou l'ennemi à combattre ?

Au fond, est-ce que le fait de prétendre « améliorer » l'être vivant – par des vaccins, voire par des manipulations génétiques – ne relève-t-il pas d'une prétention orgueilleuse pathétique ?

Il est vrai que certains courants philosophiques mettent l'accent sur l'évolution et la sélection naturelle. Ce qui sous-entend que nous serions une version provisoire de l'humanité issue de perfectionnements successifs, améliorée par rapport aux versions antérieures, incomplète par rapport aux versions futures. Dans cette perspective, considérer que la science peut améliorer le vivant semble naturel. Le transhumanisme met en avant cette approche et combat l'idée d'une loi naturelle ou d'un ordre naturel inscrits dans le cosmos.

Mais cette théorie de l'évolution n'explique pas tout, elle reste une hypothèse dont certains axiomes sont loin d'être démontrés. Je ne m'engagerai pas dans ce débat, mais j'insisterai simplement sur un fait dont tout le monde peut se rendre compte : le corps vivant est d'une extraordinaire complexité, d'une perfection étonnante. La biochimie du système immunitaire ne se résume pas à la fabrication d'anticorps pour lutter contre le « non-soi » : elle implique des interactions multiples entre d'innombrables micro-organismes dont nous n'avons pas encore écrit l'histoire en totalité.

Système nerveux et hormones

Bien sûr, la réalité des neurones, l'organisation anatomique du système nerveux et ses capacités à orchestrer les phénomènes vitaux sont fascinantes. Mais qu'y a-t-il avant que ce système ne soit opérationnel ? Comment expliquer la cohérence de l'embryogenèse ? Chaque détail compte pour que la créature soit bien formée et viable. Et un être vivant est infiniment plus complexe qu'une machine faite de main d'homme.

Nous pouvons supposer qu'au cœur de l'ovule fécondé, avant même que l'embryon ne se construise, chaque organe préexiste d'une certaine manière. Tout est « écrit » et planifié ! Mais en quelle langue ? Sur quel support ? Est-ce que le fait de tout baser sur l'ADN et les chromosomes n'est pas quelque peu réducteur ? Nous ne sommes même pas capables de visualiser un brin d'ADN à ce jour sur le vivant. Que savons-nous de manière scientifique et « solide » sur cet ADN, quand la seule photo que nous avons pu obtenir de cet ADN a été faite en microscopie électronique et seulement en décembre 2012 ? Et même si des chromosomes ont pu être visualisés sur des cellules en phase de multiplication – avec les protocoles habituels, donc sur le mort (voir annexe I) – quelle est la place et le rôle de l'ADN présent au cœur des nanobes ou microzymas[63] ?

La plupart des scientifiques pensent que l'orchestration de la vie relève du système nerveux central – programmé par les informations génétiques transmises par l'ADN – et nous n'allons pas chercher plus loin. Pourtant, cet organe n'est pas encore formé au début de la période embryonnaire. Et il n'est vraiment opérationnel que bien longtemps après la naissance, une fois toutes les gaines de myéline achevées. Comment

[63] Cf. les travaux de Mme Philippa Uwins en Australie – *Sciences et Vie* n° 68 en janvier 2005.

pourrait-il remplir ces fonctions de chef d'orchestre lors de cette étape décisive ?

- Le Dr Georgi Pavlovitch Zeliony, physiologiste de Saint-Pétersbourg, a prélevé l'intégralité des deux hémisphères cérébraux de chiennes. Il a pu constater que ces animaux vivaient encore. Leur corps remplissait encore les fonctions essentielles, malgré la diminution vitale logique que l'on peut imaginer.
- Walter Cannon[64] a fait des expériences sur des chats, souhaitant prouver la prévalence du système nerveux. Il a répété maintes fois des opérations qui ont été pour lui décevantes : la suppression de la surrénale du chat enlevait toute agressivité envers les chiens alors que le prélèvement des filets nerveux chez ces chats ne changeait pas de façon déterminante l'attention agressive et défensive des chats à l'endroit des chiens. Nous pouvons penser en conséquence que les hormones ont un rôle déterminant dans ce comportement.

Nous savons par ailleurs que les glandes hormonales de l'enfant ne sont achevées que vers la fin de la période embryonnaire (début du 4e mois). Pourtant, selon le Dr Jean Gautier (1891-1968), ce sont les hormones qui président à la construction du bébé[65]. Elles seraient donc présentes avant l'apparition de ces glandes, vers la fin du 3e mois de la grossesse. Selon lui, les hormones hypophysaires de la mère interviennent tout au début. Ensuite, ce sont des hormones thyroïdiennes synthétisées par l'embryon lui-même qui sont à l'œuvre. Mais où sont-elles synthétisées ? Les mécanismes cellulaires que nous connaissons et les organes de la cellule que nous avons identifiés ne permettent pas d'expliquer ce phénomène.

---

[64] Professeur de physiologie à Harvard et physiologiste de la digestion.

[65] Dr Jean Gautier, *Dernières et nouvelles connaissances sur l'homme*, 1946, Éd. La Vie claire. *L'enfant, ce glandulaire méconnu*, Albi, 1961.

Si, au début de la vie, nous ne disposons pas de glandes endocrines pour produire les hormones nécessaires à notre maturation, alors ces hormones sont nécessairement fabriquées par ce qui est présent au début de la vie. Ici se pose la question des microzymas, ces granulations cellulaires découvertes par Béchamp, et que la médecine moderne ignore (voir annexe IV). Les microzymas auraient-ils ce rôle ? Le cas échéant, cela modifierait en profondeur notre compréhension des mécanismes cellulaires et peut-être même de la génétique.

Nous savons bien que lorsque le système nerveux commence à fonctionner, là encore, les hormones sont essentielles à l'intégration et à l'utilisation des données sensorielles, comme à la réaction motrice qui en découle. Elles jouent un rôle fondamental dans le sommeil et les rêves ainsi que dans les émotions, y compris la jouissance sexuelle : un individu adulte sans thyroïde et sans supplémentation, même si son système nerveux est intact, est un « homme-plante » sans aucune activité intellectuelle, sans désir ni ressenti, sans aucune vie psychique, sans mémoire…

Nous sommes donc ici devant un mystère ! Le système nerveux n'explique pas tout, loin de là, et la mécanique du Vivant suppose une coordination étroite entre différents appareils fondamentaux. Les hormones semblent être en toute première place dans la bonne marche de la physiologie, tant sur le plan chronologique que sur le plan des émotions que nous allons étudier plus loin.

Tout ceci ne peut que nous inciter à la prudence ! Nos connaissances sont vraiment limitées. Nous devons rester humbles et admiratifs devant toute cette splendeur.

La physiologie des émotions

Elle fait l'objet de recherches et de discussions depuis la fin du XIXe siècle.

Toute émotion est d'abord un processus physiologique, avant de devenir mental et avant que notre dialogue intérieur apparaisse. L'émotion est une activation ultra rapide de multiples fonctions vitales : surrénaliennes, cardiaques, neurologiques, motrices…

La mécanique de ces processus se joue à trois niveaux : cognitif, neuronal et hormonal.

Le niveau cognitif

Beaucoup de chercheurs se sont penchés sur la question. Entre autres : Magda Arnold[66], chercheuse d'origine autrichienne émigrée aux États-Unis, Donald Hebb[67], un neuropsychologue canadien, Klaus Scherer[68], un psychologue d'origine allemande et professeur à l'Université de Genève. Selon ces scientifiques, l'émotion serait le résultat d'un processus d'évaluation des objets et événements que nous percevons selon une séquence extrêmement rapide. Cette évaluation comprend cinq niveaux différents :

- la nouveauté,
- le plaisir ou le déplaisir,
- la pertinence par rapport aux objectifs ou aux besoins,
- la capacité à faire face,
- la compatibilité avec les normes sociales et personnelles.

L'émotion est une incitation à l'action comme l'indique son étymologie (*e-motere*). Nos jugements, nos choix, nos actes résultent de cette évaluation émotionnelle du réel.

Il faut également souligner que nos émotions sont souvent réprimées, contrecarrées, par notre éducation, les normes sociales et le fameux surmoi qu'a conceptualisé Freud. Que

---

66 Magda B. Arnold (1960), *Emotion and personality*, New York, Columbia University Press.

67 Donald O. Hebb (1949), *The organization of behavior: A neuropsychological theory*, New York, Wiley.

68 Klaus R. Scherer (1984), *Emotion as a multicomponent process: A model and some cross-cultural data*, in Philip Shaver (ed.), *Review of Personality and Social Psychology* (vol. 5, p. 37-63), Beverly Hills, CA, Sage.

devient l'énergie d'une émotion lorsque celle-ci est refoulée, lorsque l'action résultant de l'émotion est empêchée ? Freud estimait déjà que l'adulte devait élaborer une réponse acceptable socialement pour exprimer cette émotion, et il postulait que lorsque le stress est trop intense et que l'adulte ne parvient pas à élaborer une réponse consciente, rassurante et efficace, il régresse. Les modalités de traitement du problème se transfèrent alors automatiquement sur un registre « archaïque », et c'est là qu'intervient la somatisation.

La psychosomatique postule que la nature de l'émotion et du besoin qu'elle fait remonter à la surface est corrélée à des processus physiologiques. Bien que ces processus ne soient pas complètement expliqués et qu'ils reposent encore sur des observations empiriques et des hypothèses, il est communément admis que certaines pathologies sont psychosomatiques :

- « En avoir plein le dos » peut se traduire par un mal au dos réel. Ces mots ne sont pas hasardeux, ils dérivent probablement du lien subtil qui existe entre les tensions lombaires et l'émotion de ras-le-bol. On sait notamment en kinésithérapie que certains stress activent chez l'adulte le réflexe de se mettre en position fœtale pour se sentir en sécurité. Certes, l'adulte ne se mettra pas dans cette position dans la réalité, mais son corps réagit en créant une tension musculaire et une contracture équivalente à ce que serait le mouvement s'il était réellement exécuté. Ce sont en quelques sortes des contractions virtuelles, et des mouvements fantômes…
- Quand nous avons trop de choses à faire, nous nous sentons débordés, parfois oppressés, et des troubles respiratoires peuvent apparaître…
- Quand les bébés vivent une séparation trop brutale ils ont des problèmes dermatologiques, car à leur âge, le contact physique matérialise un lien rassurant…
- Etc.

Ce qui est fondamental ici, c'est que chaque nouvelle expérience s'inscrit dans notre mémoire et peut réactiver des émotions et des réactions dans des situations qui n'ont plus de pertinence adaptative, comme dans le cas des phobies.

Le niveau neuronal

Les travaux du Dr Joseph Ledoux[69], un grand neurologue américain, établissent que le cerveau émotionnel et notamment l'amygdale (au niveau du cerveau limbique) sont capables de court-circuiter le cortex préfrontal et les fonctions mentales supérieures lorsque nous sommes en sur-stress et que nous percevons une situation de danger que nous ne nous croyons pas capables de surmonter.

L'amygdale semble être le dépositaire des souvenirs affectifs, tant personnels que ceux de l'espèce. Elle procède par associations, assimilant la situation problématique actuelle à certains de ses souvenirs. Elle fonctionne en mode de survie et déclenche des réactions grossières et imprécises, nous pourrions dire « archaïques », tant sur le plan moteur qu'émotionnel. Il s'agit de traiter l'urgence avant même que le mental ne puisse intervenir.

Le Dr Ledoux a découvert un faisceau de neurones qui relie directement le thalamus à l'amygdale. Ce chemin court permet à l'amygdale d'être directement alimentée en informations par les organes des sens et de déclencher une réaction avant que les informations aient été pleinement enregistrées par le néocortex, et donc mentalisées.

Les émotions se traduisant de manière évidente au niveau du corps (mimique, physiologie cardiaque et respiratoire, comportement d'agressivité ou de fuite, etc.), nous pouvons en déduire que dans certaines circonstances, les réponses vont

[69] Joseph E. Ledoux (1989), *Cognitive-emotional interaction in the brain. Cognition and Emotion, 3*, 267-289.

être d'ordre biologique ou névrotique, puisque le mental n'est pas activé. Ce qui corrobore bien la théorie psychosomatique.

Le niveau hormonal

Les émotions supposent une interaction intime entre le cerveau et les hormones. Certaines émotions sont tout intérieures, comme la peur, l'amour, la joie ou l'espoir, d'autres se manifestent par des comportements plus ou moins volontaires, comme l'agressivité, la fuite, les larmes, le rire, la transpiration ou le rougissement. Nous savons par ailleurs que le cerveau ne peut pas fonctionner sans les hormones.

Il y a les quatre hormones « du bonheur » qui donnent des sensations et des émotions agréables. Il s'agit de la dopamine, des endorphines, de l'ocytocine et de la sérotonine. Elles agissent souvent en synergie.

- **La dopamine**, surnommée l'hormone du plaisir, est à la fois un neurotransmetteur et une hormone. Elle est synthétisée par les neurones dopaminergiques situés essentiellement dans le tronc cérébral. Elle joue un rôle clé dans le contrôle moteur et les fonctions cognitives. Elle est libérée dans la circulation sanguine chaque fois que nous vivons une expérience gratifiante et positive, et elle a de ce fait un rôle essentiel pour la motivation et la prise de décision ! Elle intervient également sur la mémoire et l'attention. Il semble qu'elle favorise les addictions : tabac, alcool, drogues, jeux d'argent… Si son taux est excessif, elle pourrait être un des facteurs de la schizophrénie.
- **Les endorphines** sont également à la fois des neurotransmetteurs et des hormones. Elles sont sécrétées par l'hypophyse et l'hypothalamus. Elles stimulent les récepteurs morphiniques du thalamus pour calmer l'anxiété et le stress, et déclencher l'euphorie. Elles sont sécrétées en cas d'effort physique

au-delà de 30 minutes. Elles agissent sur la douleur. L'aspirine agirait en majorant la sécrétion de ces hormones.

- **L'ocytocine** est synthétisée au niveau de l'hypothalamus et de la post-hypophyse. Elle accélère les contractions au moment de l'accouchement et elle est essentielle pour l'allaitement. Elle intervient au moment de l'orgasme dans les deux sexes (éjaculation, contractions utérines et vaginales). Au niveau comportemental, elle pourrait inhiber l'activité de l'amygdale limbique et de ce fait diminuer la peur. On la considère comme l'hormone de la confiance, de l'empathie, de la générosité. Elle favorise la monogamie lorsqu'elle est abondante chez certaines espèces animales. Elle joue un rôle important dans l'instinct maternel protecteur.
- **La sérotonine** est un neuromodulateur. 10 % de sa sécrétion est faite par les neurones et joue sur la communication qu'ils ont entre eux. Elle intervient dans le cycle veille/sommeil, dans la thermorégulation, dans les ressentis de faim et satiété, dans le comportement sexuel. Elle inhibe de nombreuses régions du cerveau : si sa concentration est trop faible, cela peut se traduire par des comportements impulsifs, voire agressifs. Les 90 % restants proviennent des cellules entéro-chromaffines de l'intestin grêle. Elle provoque la contraction des muscles lisses (bronches, organes digestifs, utérus), et module le tonus des parois artérielles.

Il y a l'adrénaline ou « épinéphrine » sécrétée par les glandes surrénales, qui est libérée dans le sang en cas d'émotions intenses : peur, colère, stress… C'est « l'hormone des sensations fortes ». Selon Walter Cannon, la décharge d'adrénaline entraîne automatiquement l'arrêt des fonctions digestives et une mise en alerte physiologique de l'organisme. Cette mise en alerte se traduit par une accélération du rythme cardiaque et respiratoire et l'augmentation de la pression sanguine pour favoriser l'oxygénation et l'activité musculaire permettant l'attaque ou la fuite. Nous rejoignons là les constatations du Pr Henri Laborit qui a pu démontrer que face à une émotion intense, l'individu peut réagir par de l'agressivité, la fuite ou l'inhibition.

L'inhibition peut être un réflexe de défense face au danger : s'immobiliser évite d'attirer l'attention du prédateur et le cerveau peut juger que cette attitude est efficace. Mais si cette inhibition relève d'un sentiment d'impuissance et d'angoisse, elle devient un conflit « interne » : le cerveau se sent privé de ressources pour faire face à la situation. Il ne sait plus élaborer de solutions cohérentes. Et les émotions deviennent alors une source de désorganisation et d'incapacité. Ce qui peut se manifester alors par une somatisation « archaïque » qui est fonction du type d'émotion en cause.

Il y a les hormones hypophysaires qui stimulent la sécrétion de la cortisone pour augmenter la vigilance, mais aussi de l'adrénaline, de l'ocytocine et de la vasopressine.

Il y a les œstrogènes qui jouent un rôle dans les changements d'humeur.

Il y a les hormones thyroïdiennes qui affectent également l'humeur. Si leur taux est trop bas, l'individu devient apathique, voire insensible.

Il y a la mélatonine sécrétée par la glande pinéale. Nous savons bien peu de choses sur cette glande et cette hormone. Mais leur influence semble importante sur l'humeur et l'alternance veille-sommeil. La pinéale sécrète également une autre molécule, la DMT (N-diméthyltryptamine), qui serait la molécule de l'esprit ! Elle permettrait de garder un esprit sain et positif.

La puberté est une période d'effervescence hormonale qui provoque des variations émotionnelles, physiques et psychologiques intenses.

Pendant la grossesse, les changements des niveaux d'hormones peuvent entraîner des changements dans les émotions et l'humeur.

Lors de la ménopause, à mesure que le niveau d'œstrogènes chute, de nombreuses femmes éprouvent des changements d'humeur, des bouffées de chaleur, de l'insomnie et une baisse de la libido.

Au total

Il est clair que les émotions sont d'abord un phénomène physiologique, avant d'être un phénomène psychologique. Elles sont associées à des aspects sensoriels et à la mémoire de la personne (cf. la théorie des marqueurs somatiques de Damasio[70]).

Nous pouvons supposer, même si cela reste à explorer, qu'une émotion empêchée de s'exprimer ou trop intense (lorsque la personne ne sait pas élaborer de réponses conscientes) pourrait utiliser la voie corporelle de la somatisation pour se décharger… Le Dr Hamer a utilisé des scanners du cerveau pour tenter de mettre en évidence la manifestation de ce type d'émotions au niveau cérébral. Il a identifié des modifications du tissu neural (foyers de Hamer) qui pourraient s'apparenter à une démyélinisation sur des zones qui pourraient être en lien avec ces mécanismes archaïques.

Cette démyélinisation pourrait être la marque d'une modification du fonctionnement de l'influx nerveux : ce qui pourrait être une cause des processus cancéreux où le cerveau réagirait uniquement sur le plan neuro-végétatif. Le plan comportemental et le plan cognitif seraient, dans ce cas, neutralisés par l'angoisse ou l'excès de tension. Mais tout ceci

---

70 https://edutechwiki.unige.ch/fr/Th%C3%A9orie_des_marqueurs_somatiques

reste sur le plan des hypothèses à approfondir ? Nous y reviendrons.

Le « TERRAIN » et la bioélectronique

La plupart des médecines alternatives considèrent que la maladie résulte d'un déséquilibre au niveau du terrain, c'est-à-dire de l'état global du sujet. À rebours des approches allopathiques qui tentent d'isoler un agent pathogène, le concept de terrain invite à identifier une « pluri factorialité » et des liens systémiques entre les différentes dimensions de la santé.

Dans cette perspective, un état infectieux, une fièvre peuvent être des processus de détoxification : le microbe n'est plus ici la cause, mais un agent parmi d'autres, participant à un processus de rééquilibrage.

En ostéopathie, une douleur du dos peut être la résultante de différents processus de compensation biomécaniques déclenchés par une douleur à la cheville.

En Médecine traditionnelle chinoise, une toux récalcitrante peut être l'expression d'une inflammation en lien avec une mauvaise respiration qui peut découler d'un stress particulier.

En homéopathie, les symptômes d'une migraine avec aura (troubles de la parole et de la vision pouvant laisser penser à un AVC) attribués traditionnellement à une décompensation subite après une période de tension, peuvent être liés à un dysfonctionnement de la vésicule biliaire que nous pouvons soulager rapidement. Etc.

Je souhaite, pour mieux illustrer cette notion de terrain, évoquer les recherches de Louis-Claude Vincent sur la bioélectronique :

Tout processus impliquant la vie est lié à l'eau H_2O. Un corps vivant en contient de 65 à 95 %. Mais cette eau vivante n'a rien à voir avec de l'eau distillée ! Nous savons en effet que certaines molécules d'eau se dissocient pour former des ions H^+ et OH^- d'une part, et des atomes d'oxygène et d'hydrogène d'autre part. Ces phénomènes rendent l'eau DIAMAGNÉTIQUE : c'est-à-dire qu'elle fonctionne comme une bande magnétique, capable de mémoriser de multiples informations, depuis les rayonnements cosmiques dans l'atmosphère jusqu'aux vibrations mentales que nous pouvons lui apporter[71]...

Le **Pr Louis-Claude VINCENT** aidé **de Mme Jeanne ROUSSEAU** (pharmacienne) a mis au point une technique de laboratoire très simple permettant de mesurer trois constantes des substrats essentiellement aqueux : le **pH**, le **rH_2**, et le **rô**[72].

1- Le pH

Il manifeste le degré d'acidité ou d'alcalinité, et de ce fait **nous permet de mesurer très précisément le niveau d'hydratation de l'organisme – et donc sa fraîcheur et sa jeunesse biologique !**

- L'acidité, c'est le YIN de la Médecine traditionnelle chinoise, l'hydratation, la jeunesse et la fécondité féminine (ions H^+ prédominants).
- L'alcalinité, c'est le YANG de la Médecine traditionnelle chinoise, la maturité et la force virile (fécondité masculine) mais aussi la déshydratation et la vieillesse (ions OH^- prédominants).

---

[71] Je vous renvoie aux travaux de Jacques Collin : *L'eau, le miracle oublié* et *L'insoutenable vérité de l'eau* aux éditions Guy Trédaniel qui nous découvrent la splendeur de cet élément vital.
Par rapport à l'influence de la pensée sur l'eau, il faut lire les découvertes du Dr Masaru Emoto, un chercheur japonais mondialement connu. Son livre *Le miracle de l'eau* aux éditions Guy Trédaniel est absolument incontournable.

[72] Cf. *La Bioélectronique de Vincent* de Roger Castell aux éditions Dangles, et *La bio-électronique et les mystères de la vie* du Dr Pierre Bressy, le Courrier du Livre.

2- Le rH_2

Il manifeste le niveau d'oxydoréduction. C'est un critère essentiel de la vie.

- **L'état d'oxydation** (perte d'électrons : rH_2 élevé) est la résultante des mécanismes de combustion… Elle signe la fin de la vie. Un produit oxydé est un produit calciné, mort. Il ne peut plus rien apporter à l'organisme, un peu comme les cendres. Les « radicaux libres » sont des produits hyperoxydés et de plus radioactifs.
- **L'état de réduction** (électrons en grand nombre, rH_2 faible puisque les atomes d'hydrogène sont transformés en ions H^+ avec libération d'électrons) est au contraire la signature de la vie dans son essence dynamique : il permet les combustions qui fournissent une partie de l'énergie vitale et permettent toutes les transformations dynamiques.

Le rH_2 nous permet en quelque sorte de connaître le niveau de la jauge de carburant disponible pour nos microzymas !

Ces fluctuations se retrouvent dans tous les phénomènes de la vie, comme au cours de la fécondation : l'ovule féminin est avide d'électrons et les obtient de la semence mâle qui en est très riche. La rencontre génère une décharge électrique de faible intensité mais de 490 000 volts selon Louis-Claude Vincent !

3. Le rô ou résistivité

Il mesure la concentration du milieu en électrolytes et en minéraux qui viennent encombrer et gêner les réactions physiologiques vitales. Cette constante permet d'apprécier la pression osmotique du milieu.

- Plus le milieu est riche en ions conducteurs, plus le passage d'un courant au travers du milieu en question est aisé : on dit que sa conductivité est importante, le rô est bas.

- Par contre, si le milieu contient peu d'ions, alors, le courant ne pourra passer que très difficilement, et la résistivité sera élevée. Plus le rô est élevé, moins les électrolytes sont nombreux, et plus le milieu est sain ! Plus le rô est bas et plus le milieu est pollué.

Le Pr Louis-Claude Vincent a effectué des milliers de mesures, qui nous ouvrent des pistes de réflexion sur les notions de santé, de cancer, de maladie microbienne, et même d'épidémies. D'après lui, la santé se traduit, dans le sang veineux[73] d'une personne à jeun, par les constantes suivantes :

- Un **rH_2** aux alentours de **21** soit 10^7 électrons/g pour le sang veineux. Le cancer correspond à un rH_2 supérieur à 28. L'homme moderne se situe en général entre 26 et 27.
- Un **pH à** 7,1 + ou - 0,3 pour le sang veineux. L'homme moderne se situe facilement à 7,7 !
- Un **rô** à 220 pour la femme, 200 pour l'homme pour le sang veineux. L'homme moderne tourne entre 160 et 240.

Les personnes se complémentant régulièrement en vitamines ont très probablement des normes différentes. Il est probable qu'en pareil cas, la véritable santé se situera dans une zone plus acide et réduite, ce que nous pourrions vérifier

[73] Faute de pouvoir effectuer légalement des prises de sang, beaucoup de thérapeutes ont recours à des analyses des urines et de la salive. Je pense que les résultats obtenus n'ont pas cet intérêt diagnostic car ces substrats sont soit des substances ayant une fonction enzymatique spécifique (salive), soit des surplus éliminés (urines) dans des proportions qui sont fonction de beaucoup de facteurs, en particulier de la quantité d'eau ingérée. L'idéal serait de mettre au point un appareil capable de faire ces mesures sur du sang capillaire que nous pourrions prélever très facilement à l'aide d'une simple piqûre superficielle d'un doigt. Mais malheureusement, à ce jour, ce matériel n'est pas encore mis au point, à ma connaissance. Il est clair que ces normes seraient différentes pour du sang capillaire.

facilement sur les animaux capables de synthétiser la vitamine C.

L'émotion se répercute immédiatement sur les constantes bioélectroniques en nous tirant vers le terrain alcalin, oxydé et pollué.

À l'inverse, marcher pieds nus sur de la terre – encore mieux dans de l'herbe mouillée par la rosée, très riche en électrons – peut améliorer ces constantes bioélectroniques.

Beaucoup d'épidémies dites contagieuses pourraient s'expliquer par des phénomènes bioélectroniques :

- La consommation d'eau hyper-oxydée (c'était le cas pour la peste au Moyen Âge où les paysans consommaient l'eau des mares).
- Les carences alimentaires à l'origine de ce que le Pr Béchamp nommait la **DYSCRASIE** (anomalie du milieu intérieur).
- Les pollutions que nous subissons, par des métaux lourds, des pesticides, ou des problèmes électromagnétiques qui jouent de manière évidente sur la concentration en électrons (rH_2) et sur la résistivité : voir le paragraphe suivant.

Si le **rô** nous donne des informations sur le niveau de pollution du milieu, le **pH** et le **rH_2** sont encore plus intéressants, car en lien – entre autres choses – avec les notions d'émotions et de stress. Le Pr Vincent a pu constater de façon certaine que le stress et la vieillesse correspondent au terrain alcalin oxydé, la jeunesse et la détente relèvent plutôt du terrain acide et réduit.

La Bioélectronique nous permet de différencier ces deux états de manière scientifique. De ce fait, cet examen de laboratoire pourrait nous permettre de mieux comprendre certains processus cancéreux. Si nous admettons l'idée que le cancer pourrait avoir une cause psychosomatique et qu'il soit donc lié à un stress intense, cela correspondrait à un terrain alcalin et oxydé. Ce qui correspond aux observations du Pr Louis-Claude Vincent.

Au contraire l'inflammation et la maladie signeront un retour à la vagotonie qui peut se faire par deux chemins :

- Soit l'organisme met la priorité sur le pH et nous aurons un terrain acide et oxydé qui est souvent associé aux maladies tuberculeuses.
- Soit il donne la priorité au rH_2 et nous aurons un terrain alcalin et réduit qui est associé aux maladies microbiennes.

Ce bilan bioélectronique pourrait peut-être nous permettre de déterminer si un malade est en phase de pathologie (cancer actif par exemple) ou bien évolue vers la guérison. Il permettrait également de prévoir l'apparition de tel ou tel type de micro-organisme dans l'évolution de la maladie.

Non seulement nous pourrions savoir si le cancer est toujours en phase active, c'est-à-dire en « pathologie[74] », ou bien en phase de guérison, c'est-à-dire en « maladie » avec inflammation ; mais il permettrait aussi de vérifier l'impact de l'annonce du diagnostic. Si cette annonce génère un stress important – et l'ampleur du stress sera manifestée par le niveau de l'alcalose et de l'oxydation qui en résulte –, nous pourrions alors nous attendre à l'apparition d'une autre localisation cancéreuse. Ce qui confirmerait que ces localisations secondaires ne sont pas liées à la migration de cellules cancéreuses dans un autre organe, mais bien au cumul de stress distincts.

[74] Sur le plan étymologique, « pathologie » signifie « l'expression d'une souffrance ».

Tableau récapitulatif :

Bébé – Matin	Vieillard – Soir
Acide : pH < 7 (ex. : citron, vinaigre, acide chlorhydrique) **YIN – HUMIDITÉ,** HYDRATATION	**Alcalin : pH > 7** (ex. : plâtre, ciment, soude, savon, eau de Javel) **YANG – SÈCHERESSE**
Réduit < 21 : potentiel de vie maximal comme une allumette neuve	**Oxydé > 28** : réduit en cendres, potentiel de vie épuisé ⇒ **MORT** !
Résistivité élevée comme l'eau pure… Le courant ne peut pas circuler. Le milieu est propre, pur, pas ou peu de polluants.	**Résistivité faible** Le courant passe facilement sans résistance. Le milieu est pollué : cendres (radicaux libres) et métaux lourds : • Aluminium des vaccins, • Mercure des amalgames dentaires, • Plomb de certaines peintures, des pots d'échappement.

4- La pollution électrique

Cf. *The invisible Rainbow* d'Arthur Firstenberb[75].

En 1889, l'électrification à grande échelle débuta aux États-Unis et peu après en Europe. Cette même année, comme par hasard, les médecins furent pris d'assaut par des malades de la grippe, une maladie qui jusque-là n'apparaissait que rarement. Les symptômes des victimes étaient bien plus neurologiques, du style neurasthénie, à l'exclusion de troubles respiratoires. Cette pandémie dura quatre ans et fit au moins un million de morts.

Nous pouvons observer que chaque nouvelle pandémie de grippe correspond à une nouvelle avancée en technologie électrique, comme :

- la grippe asiatique de 1957-58 subséquente à l'installation d'un puissant système de surveillance par radars,
- la grippe de Hong Kong dès juillet 1968, subséquente à la mise en service de 28 satellites militaires de surveillance spatiale à la hauteur des ceintures de Van Allen qui nous protègent des rayonnements cosmiques,
- la soi-disant « pandémie COVID » : il est clair que la 5G avait été déployée peu de temps avant dans la province de Wuhan en Chine. Cette même 5G a été installée en France pendant le confinement en 2020 puis amplifiée rapidement dans de nombreuses grandes villes

[75] Arthur Firstenberg est un scientifique et journaliste à l'avant-garde de la démolition du tabou concernant l'innocuité des champs électromagnétiques sur le Vivant. Il est diplômé en mathématique de l'Université de Cornell et a fréquenté l'Université de Californie, *Irvine School of Medicine*, de 1978 à 1982, études qu'il a dû interrompre à cause de séquelles subséquentes à une dose excessive de rayons X. Depuis, il s'est consacré à la recherche, à la consultation, comme auteur et comme orateur dans le domaine des effets environnementaux des radiations électromagnétiques.

début 2021, une période où la maladie Covid a flambé pour la deuxième fois dans notre pays.

En 2001, l'astronome canadien Ken Tapping démontra que les trois derniers siècles de pandémies grippales étaient corrélés à des pics d'activité solaire magnétique, sur un cycle de onze ans[76].

Il ne faut pas oublier par ailleurs que **certaines épidémies de grippe se répandent sur des contrées énormes en juste quelques jours, fait difficilement explicable par la contagion de proche en proche**.

De même, de nombreuses expériences liées à la contagion de proche en proche par contact, par projections de mucus ou autres procédés (concernant des bactéries ou des « virus ») se révélèrent infructueuses.

Déjà, dans ses carnets de laboratoire, Pasteur lui-même reconnaît qu'il était incapable de transférer la maladie avec une culture pure de bactéries. En fait, la seule façon dont il pouvait transférer la maladie était soit d'insérer tout le tissu infecté dans un autre animal (il injectait parfois des cerveaux broyés d'un animal dans le cerveau d'un autre animal pour « prouver » la contagion), soit de recourir à l'ajout de poisons à sa culture, dont il savait qu'elle causerait des symptômes chez le receveur[77].

La grippe espagnole au moment de la Première Guerre mondiale a touché un tiers de la population mondiale et tué environ cinquante millions de personnes – plus que la peste noire du XIVe siècle. Elle s'accompagnait de saignements un peu partout et la mort était souvent provoquée par une hémorragie pulmonaire.

---

[76] Le prochain « pic solaire » est prévu pour juillet 2025 dans ces cycles de 11 ans.

[77] Gérald L. Gelson, *The private Science of Louis Pasteur*, Princeton University Press, 2014.

Une équipe de médecins aux États-Unis a essayé d'infecter cent volontaires en bonne santé dans un établissement naval de l'île de Gallops, dans le port de Boston.

Ils ont extrait du mucus de cadavres et l'ont transféré dans la gorge, le nez et les voies respiratoires des volontaires. Ils ont utilisé des milliards de micro-organismes selon leurs estimations. Aucun d'eux n'est tombé malade.

Ils ont prélevé du sang de malades et l'ont injecté à 10 volontaires – là encore sans résultat. Ils ont demandé aux malades de respirer et tousser sur des volontaires qui s'approchaient le plus possible de la bouche des malades – quasiment du bouche-à-bouche – à cinq reprises. Aucun des volontaires là encore n'a été malade[78].

Ils ont refait les expériences sur des chevaux sans plus de résultat.

À noter que ce sont les personnes vivant sur les bases militaires munies d'antennes qui étaient les plus vulnérables.

Depuis 1933 à nos jours, les virologues ne peuvent présenter aucune étude expérimentale démontrant que la grippe se propage par contact normal entre personnes. Toutes les tentatives ont échoué. Le médecin militaire George A. Soper témoigna que le virus se propageait plus vite que la vitesse de déplacement des personnes.

Il est donc probable que ces phénomènes électromagnétiques pourraient expliquer certaines épidémies, et non la soi-disant contagion de « particules » pathogènes, tant virales que microbiennes.

---

78 Dr M.J. Rosenau, « experiments to determine mode of spread of influenza », *Journal of American Association* 73, n° 5, 2 août 1919, 311-313.

Conclusion de ce chapitre

Nous pourrions approfondir ce chapitre à l'infini… Il est clair que la masse énorme de connaissances que nous avons acquises sur le vivant ne nous permet pas d'affirmer que nous avons fait le tour de la question, bien au contraire. Au fur et à mesure que nous avançons, nos convictions se nuancent, de nouvelles questions se posent, de multiples contradictions apparaissent et nous invitent à approfondir.

Nous ne pouvons que nous émerveiller et respecter autant que possible la délicatesse de tous ces rouages. Et il nous faut bien sûr éviter de nous enfermer dans des présupposés, et rester ouverts à toutes les nouvelles découvertes.

Que nous aidions des malades à surmonter leurs souffrances et à évoluer si possible vers leur guérison avec des moyens imparfaits, parfois discutables du fait de leur violence, cela se comprend. Leur souffrance nous excuse.

Que nous intervenions pour soi-disant améliorer des êtres en pleine santé, respirant la joie et éclatant de vie, avec des produits dangereux et peut-être inutiles, cela relève alors du sacrilège… Je veux parler des vaccins, bien sûr.

V- CANCÉROLOGIE ET PSYCHOSOMATIQUE

Nous connaissons tous l'effet placebo et l'effet nocebo… Un médecin a fait l'expérience, assez récemment, d'inverser les résultats de deux biopsies pour lésions gastriques de patients différents. L'un des deux était bénin, l'autre cancéreux. Le malade ayant reçu le résultat « bénin » a guéri en quelques semaines sans complication : il avait pourtant une lésion cancéreuse. L'autre est mort rapidement alors qu'il n'avait rien ; certes, il avait reçu le traitement anticancéreux qui n'est pas anodin.

Un médecin américain relate qu'un homme est mort de froid après s'être enfermé par erreur dans un wagon frigorifique. À l'autopsie, il présentait tous les signes d'une forte hypothermie. Pourtant le frigo ne fonctionnait pas ! L'homme est mort d'avoir cru mourir de froid[79]…

Il est clair que nos croyances et notre moral influent directement sur l'évolution de notre santé. Est-ce que nous tenons compte suffisamment de ces notions ? Est-ce que notre peur du cancer – à nous autres thérapeutes – n'influe pas directement sur l'évolution de la santé de nos patients ?

Les travaux du Dr Joseph Ledoux que j'ai cité dans le chapitre sur la « Splendeur et la complexité du Vivant » explicitent que, dans certaines situations de stress majeur, l'amygdale et le thalamus court-circuitent le cortex préfrontal et donc le mental, et mettent en œuvre des réactions archaïques (et parfois maladroites car ce sont des réactions d'urgence vitale, utiles dans certaines situations où il faut réagir très vite, dégageant parfois une énergie excessive dans un contexte ordinaire) pour faire face au danger. Est-ce

[79] Michèle Bourassa, Ruth Philion, *Neurosciences et Éducation*, Éditions De Boeck, 2017.

qu'une somatisation pourrait faire partie des réactions possibles ?

Selon Walter Cannon, la décharge d'adrénaline déclenchée par le stress entraîne automatiquement l'arrêt des fonctions digestives et une mise en alerte physiologique de l'organisme. C'est-à-dire une bascule en ortho-sympathicotonie (ou sympathicotonie).

Nous avons tendance à oublier les règles de l'alternance entre sympathicotonie et vagotonie. Notre fonctionnement interne, automatique, dépend du système neuro-végétatif. Et c'est ce dernier qui détermine en particulier l'état de veille en lien avec la sympathicotonie et l'état de vagotonie en lien avec la faim, la fatigue et le sommeil.

Ce fonctionnement est relié à l'utilisation de shunts artérioveineux au niveau des arborescences capillaires par le système neuro-végétatif. Tous nos organes sont irrigués en effet par des vaisseaux capillaires extrêmement fins (capillaire = cheveu), plus étroits même que le diamètre d'un petit globule rouge. C'est au niveau de ces capillaires qu'ont lieu les échanges de nutriments et de gaz indispensables à la respiration profonde de l'organisme, au niveau des cellules et des microzymas. Pour franchir le millimètre de capillaire qu'il doit parcourir (soit l'équivalent de plusieurs kilomètres pour un être humain adulte), chaque globule rouge doit se comprimer et « ramper » en quelque sorte pour pouvoir avancer. Ce faisant, il libère les gaz qu'il contient à l'entrée du vaisseau capillaire, et récupère à la sortie le gaz carbonique. C'est donc un mécanisme merveilleusement pensé.

À l'exception de certains organes vitaux – en particulier le muscle cardiaque, les poumons et les reins qui fonctionnent à plein rendement jour et nuit – tous les autres organes comportent des shunts artérioveineux. C'est le cas en particulier des organes digestifs, de la peau, de l'appareil locomoteur et du cerveau. Lorsque ces shunts sont ouverts, la majeure partie du sang passe directement du système artériel au système veineux. Les tissus ainsi « shuntés » sont donc irrigués au minimum et se mettent au repos, de façon plus ou moins marquée.

C'est ce mécanisme qui permet l'alternance entre sympathicotonie et vagotonie. En phase de sympathicotonie, ces shunts sont fermés au niveau de l'appareil locomoteur et du cerveau, ce qui nous permet de réfléchir et de travailler. En phase de vagotonie, ils sont fermés pour l'appareil digestif et la peau pour permettre la digestion et la régénération de l'organisme. Ce phénomène explique la somnolence que nous éprouvons après un bon repas en particulier. Il est clair que si nous désirons travailler dans la journée avec un minimum d'efficience, il peut être utile de jeûner pendant la journée et de privilégier le repas du soir !

Tout ceci nous ramène à l'observation de Walter Cannon : un stress violent nous met en sympathicotonie et bloque le travail de digestion éventuel. Grâce à ce mécanisme, nous pouvons faire face à la situation stressante et trouver une solution, raisonnée si l'amygdale n'a pas court-circuité le néocortex, ou automatique et imprécise si elle l'a fait.

C'est sur cette base que repose l'hypothèse psychosomatique à l'origine de certaines maladies, voire de cancers. Les Centres de psychosomatique Léon Kreisler (pour enfants) et Paul Marty (pour adultes) à Paris (20, rue Bellier-Dedouvre dans le 13e) partent de ce principe :

« D'une façon générale, la survenue d'une maladie somatique est liée à un ensemble d'événements variés tant biologiques que psychologiques. La proposition faite à un malade d'adjoindre à son traitement médical un traitement de nature psychothérapique lui permet d'accroître ses possibilités d'amélioration somatique et de réorganisation psychosomatique. »

Il est clair que ce travail doit se faire en lien étroit avec les propositions thérapeutiques des services de médecine conventionnelle.

La PSYCHOSOMATIQUE me semble donc une piste de recherche essentielle. Couplée à la prise en charge normale de la médecine, elle devrait permettre dans bien des cas d'améliorer le pronostic et d'apporter du bien-être aux malades.

1- Historique

La dimension psychosomatique des maladies a été mise en avant par :

- **M. Georg Groddeck**, psychanalyste disciple de Freud, qui en a posé les bases dès 1917.
- **Le Dr Henri Laborit**, médecin, chirurgien et neurobiologiste. Il démontre que l'inhibition face à un stress génère systématiquement une somatisation plus ou moins sévère.

  Son travail recoupe ceux de deux grands cardiologues américains, Meyer Friedman et Ray H. Rosenman[80] qui ont constaté que, selon la personnalité, le risque de développer une maladie coronarienne est plus ou moins important. Ils définissent trois types de personnalités :
  - Le type A concerne des individus ambitieux, performants, impatients. Ils sont très motivés et ont besoin de contrôler leur environnement. Ils acceptent difficilement les échecs. Ce sont ceux qui font le plus de problèmes cardiaques.
  - Le type B concerne des individus soucieux de la qualité de leur vie. Ils savent se détendre, jouir du moment présent, éprouver de la gratitude. Ils sont réalistes, altruistes et patients.
  - Le type C, selon Nicole Côté[81], concerne les « faux-calmes » qui cachent leurs souffrances et intériorisent leurs réactions. Ils sont plus

---

[80] Friedman, M.I. & Rosenman, R.H. (1976), *Type A behavior and your heart*, New York, Knopf.

[81] Côté, Nicole (1991), *La personne dans le monde du travail*, Gaétan Morin éditeur, p. 264.

susceptibles de faire une dépression nerveuse ou un cancer.

- **Le Dr Michaël Balint**, médecin, psychiatre et psychanalyste anglais qui a fondé les fameux groupes Balint (constitués de médecins praticiens) pour étudier la question. Au milieu du XXe siècle, il a réussi à faire admettre par la communauté médicale que certaines maladies – comme l'eczéma ou l'ulcère à l'estomac – avaient une étiologie psychosomatique. Si nous acceptons cette étiologie pour des maladies bénignes, pourquoi ne pas explorer cette piste pour des maladies plus sévères ?
- **Le Dr Ryke Geerd Hamer**, médecin, cancérologue et radiologue, suite au décès dramatique de son fils Dirk en 1978, qui en a posé les principaux fondements.
- Et de nombreux autres chercheurs qui ont approfondi le travail de ces pionniers.

Selon ce système de pensée ou paradigme, le processus morbide serait, dans certains cas, la résultante d'un stress psychologique plus ou moins grave. L'inconscient – géré par le système hormonal et le cerveau – le met en œuvre pour éviter une mort plus ou moins rapide :

- soit par épuisement (le stress, nous l'avons vu, provoque insomnie et anorexie du fait de l'exacerbation du système orthosympathique),
- soit par inattention et accident (la vigilance étant absorbée par le problème généré par ce stress).

La somatisation permet de retrouver un équilibre nerveux et psychologique compatible avec la vie courante.

2- Les deux phases

Le Dr Hamer propose un certain nombre de pistes de recherche qu'il nous faut vérifier et approfondir pour comprendre – entre autres choses – le mécanisme du cancer.

Selon lui, tout processus morbide évolue en deux temps que l'on peut nommer :

1. La **pathologie :** une somatisation ou biologisation, un peu comme la mise en service de la soupape de sécurité d'une cocotte-minute sous pression excessive. Elle relève d'une hyperstimulation par le système orthosympathique.
2. La **maladie.** Contrairement à ce que nous pourrions croire, elle marque le retour à la santé. Mais elle est souvent inconfortable, voire dangereuse, du fait de l'inflammation. Elle est sous le contrôle du système parasympathique ou vagotonique.

Les pathologies

Elles peuvent subsister des années. Il peut s'agir de tumeurs, de lyses ou caries (*dents, os, muscles, tendons*), d'ulcérations, de troubles paralytiques, de troubles endocriniens, de troubles sensoriels (*troubles visuels, surdité, acouphènes…*), de certaines névralgies (*névralgies faciales, sciatiques, lumbagos*), de dépression, voire de schizophrénie ou sortie du réel.

Selon le Dr Hamer, il n'y a jamais d'inflammation ni de micro-organisme pathogène reconnu à l'occasion d'une pathologie. Il a suivi des milliers de patients qui ont tous conforté cette hypothèse. J'ai moi-même été amené à accompagner près de deux mille personnes depuis que je pratique la psychothérapie (1997), et j'ai toujours retrouvé cette réalité lors de l'anamnèse que je faisais. Une cystite, par exemple, avec inflammation et présence de colibacille dans les urines, fait toujours suite à la résolution d'une situation conflictuelle en lien avec les limites de ce que nous considérons être notre « territoire ». Tant que le conflit n'est pas résolu, la personne est en excellente santé, sans douleur ni gêne particulière sur le plan urinaire.

La pathologie est donc une étape relativement « confortable », à moins que la manifestation ne soit apparente en soi (tumeur superficielle, paralysie, trouble sensoriel…) et génère de l'inquiétude.

Nous pouvons observer en général, pendant cette phase de pathologie, toutes les caractéristiques d'une exagération de l'ortho-sympathicotonie :

- un discret amaigrissement, même si l'obésité serait, paradoxalement, une « pathologie »,
- une tendance à l'hypertension et à la tachycardie,
- une baisse de l'appétit et du temps de sommeil,
- une relative fraîcheur de la peau et des extrémités,
- une alcalose sanguine et une montée du rH2 (oxydation) au niveau bioélectronique.

Les maladies

Selon la théorie psychosomatique, elles surviennent lorsque la situation de stress est résolue, soit du fait d'une amélioration des circonstances extérieures, soit à la suite d'un apaisement des tensions psychiques qui peut faire suite à un travail psychologique.

Pour reprendre l'exemple de la cystite, la situation conflictuelle (et donc la pathologie inapparente) serait liée au ressenti qu'une personne envahit notre territoire. La classique cystite de la jeune mariée survient lorsque la jeune femme accepte et apprécie les relations sexuelles : la première ayant été vécue comme une intrusion objective dans son être, parfois douloureuse.

Contrairement aux pathologies, les maladies se caractérisent toujours par une inflammation plus ou moins importante qui se caractérise par un œdème intracellulaire, associé parfois de la fièvre et, très souvent, des douleurs. Ce sont ces désagréments qui alertent les malades et les amènent à consulter la plupart du temps.

Il nous faut bien faire la différence entre l'œdème inflammatoire caractéristique de cette phase de maladie et les œdèmes banaux liés à des troubles circulatoires ou à des maladies cardiaques, hépatiques ou rénales.

Notre fonctionnement interne, à l'échelle microscopique, dépend de deux sels absolument vitaux : le chlorure de sodium et le chlorure de potassium. Le milieu extracellulaire contient environ 140 milliéquivalents (mEq) de sel de sodium et 4 à 5 mEq de sel de potassium. Le milieu intracellulaire contient au contraire 4 à 5 mEq de sel de sodium et 140 de sel de potassium.

Les mécanismes de régulation de cette différence de concentration et son rôle nous sont encore mal connus. Mais si nous parvenons à faire baisser la quantité globale de sel de potassium dans l'organisme (par un régime, comme celui proposé par le Dr Paul Carton[82], ou par des médicaments

---

[82] Le Dr Paul Carton (1875-1947) développe une tuberculose à 26 ans alors qu'il est encore étudiant en médecine. Il connaît la descente aux enfers des tuberculeux confrontés aux tâtonnements de la médecine de la Belle Époque. Les tentatives de fortification par la suralimentation – jusqu'à 150 g de viande crue et 12 œufs gobés chaque jour –, les nombreux traitements chimiques et les interventions chirurgicales ne parviennent pas à venir à bout de son mal. Décrété incurable et promis à une mort prochaine, il est, de surcroît, victime d'une intoxication alimentaire.

Paradoxalement, celle-ci produit une amélioration de sa santé. Il modifie alors son régime de façon empirique, réduit son alimentation, renonce à consommer poissons, viandes, œufs et vin jusqu'à aboutir à la rémission partielle de ses maux et à être en mesure de quitter le sanatorium. À la fin de l'année 1907, il devient Assistant à l'hospice de Brévannes où il va exercer pendant 40 ans. Il y met en pratique ses découvertes, traitant ses patients sans médicaments, par la diététique, l'hydrothérapie, l'héliothérapie et l'exercice physique en plein air.

Pour minimiser l'inconfort et l'inflammation des malades, il leur faisait cuire leurs légumes à deux ou trois eaux successives dans le but de

diurétiques), l'inflammation et la douleur diminuent considérablement. Il est possible que ce soit l'un des modes d'action des médicaments anti-inflammatoires.

Il est important de souligner que le démontage d'une tumeur (soit un processus de guérison) se traduit donc par un œdème inflammatoire qui peut faire augmenter le volume de ladite tumeur en quelques heures au début. Cette brutale augmentation de volume peut, dans certains cas, provoquer des troubles fonctionnels – comme, par exemple, une occlusion intestinale brutale pour une tumeur digestive qui était silencieuse jusque-là – qui vont nous révéler l'existence du problème et peuvent nous inquiéter à juste titre.

Notons que des bactéries spécifiques, dites « pathogènes », interviennent souvent dans cette phase. Selon le Pr Antoine Béchamp, elles sont endogènes (bâties par nos microzymas), comme le colibacille pour les problèmes urinaires ou le bacille de Koch pour certains problèmes pulmonaires, et elles ont pour but de réparer les lésions.

En plus de ces phénomènes inflammatoires, la maladie se manifeste par un état de vagotonie intense avec :

- un ressenti de fatigue,
- une baisse de la tension,
- un ralentissement du rythme cardiaque,
- très souvent une reprise d'appétit associée à une légère prise de poids,
- un réchauffement de la peau et des extrémités, avec souvent un peu de fièvre,
- une acidose sanguine avec un rH2 qui reste encore haut au niveau bioélectronique, ou au contraire la persistance d'une alcalose sanguine mais avec diminution drastique du niveau d'oxydation.

Dans ce système, un regain de stress peut bloquer le travail de guérison et donc la maladie. Les symptômes s'atténuent

---

diminuer l'apport de potassium, voire d'éliminer les excès de ce sel par effet osmotique au cours du transit intestinal.

alors rapidement et font croire à tort à une amélioration. Ce regain de stress peut être causé :

- par la peur (qui peut parfois venir du diagnostic ?),
- par des thérapies ramenant l'organisme de manière artificielle dans la zone oxydée et alcaline de la Bioélectronique (antibiotiques, chimiothérapies, radiothérapie, produits alcalinisants comme les remèdes dérivés du chlore : chlorite de sodium ou MMS, dioxyde de chlore ou CDS).

Il est clair que dans ces cas, le processus de « maladie-réparation » reprendra sitôt que ce regain de stress s'apaisera. Cela peut expliquer par exemple les cystites à répétition qui reprennent dès que les antibiotiques sont stoppés.

À l'inverse, la prise de vitamines à doses suffisantes va faciliter le travail des microzymas sans risque d'effets secondaires et à moindre coût. Elles permettent à l'organisme d'aller au bout du processus de guérison et donc d'éviter les récidives.

3- Le cancer

Étiologie (cause)

La cause des cancers est encore inconnue de nos jours. À l'exception de l'exposition aux risques chimiques ou radioactifs, nous ne disposons que d'explications approximatives, reposant non pas sur des causes bien délimitées, mais sur des cofacteurs… Pour rappel, une cause entraîne nécessairement son effet, sinon, ce n'est qu'un facteur…

Compte tenu de cette réalité, la théorie psychosomatique mérite d'être étudiée et approfondie. Ce qui n'exclut pas la prise en charge habituelle par la médecine conventionnelle.

Dans ma pratique, j'ai cru constater (mais cela reste à vérifier par des études randomisées en double aveugle) que les personnes victimes de cancer surmontent la maladie, sans que leur pronostic vital ne soit engagé, à certaines conditions :

- de ne pas manquer d'antioxydants (vitamine C, vitamine E naturelle, vitamines du groupe B, vitamine D3). Ces vitamines semblent essentielles pour que les microzymas puissent travailler correctement sans jamais altérer les fonctions vitales ;
- de ne pas avoir été dévitalisées et affaiblies par des vaccins ou des empoisonnements (antibiotiques, médicaments chimiques, pesticides, engrais chimiques, épandages divers comme on l'a vu pour le DDT et la poliomyélite).

Ces observations restent bien sûr partielles, issues de recoupements et d'une certaine récurrence. Elles sont à vérifier. Les autorités devraient les considérer comme des indices suffisamment pertinents pour engager des programmes de recherche sur ce sujet.

Nous avons pu établir, par exemple, grâce à de multiples études, que les personnes bien alimentées, non carencées et non intoxiquées, étaient moins exposées au risque de cancer. Tout le monde a entendu dire aujourd'hui par exemple que la viande trop grillée au barbecue est supposée cancérogène… Mais il faut aller plus loin.

Il est clair que ces processus cancéreux consomment de l'énergie. Selon cette hypothèse, si le corps est trop carencé et épuisé pour gérer la phase de guérison, la maladie excède les capacités du corps à gérer l'inflammation et la douleur, et c'est là qu'elle pourrait provoquer la mort.

Compte tenu de la possibilité d'une causalité psychique, de l'impact probable de l'épuisement d'un organisme carencé et intoxiqué, de l'effet délétère des traitements (chimiothérapie, etc.) qui peuvent entraîner la mort, et du soutien indirect qu'offre une complémentation ciblée, ne faut-il pas envisager une organisation plus nuancée de la prise en charge, et voir comment combiner traitements classiques avec d'autres approches ?

La question des métastases

Nous avons aujourd'hui la conviction qu'un cancer peut migrer dans l'organisme et générer d'autres localisations. C'est ce que nous nommons les métastases. Lorsque nous découvrons des « localisations secondaires » – qui sont parfois les premières à nous alerter – nous disons que le cancer « se généralise », ce qui aggrave considérablement le pronostic.

Cette conviction repose sur des données d'observation statistiques et sur la reconnaissance de cellules typiques du cancer primitif lors de l'examen histologique. Compte tenu des protocoles utilisés pour examiner les tissus malades au microscope (voir annexe I), nous pouvons nous poser la question de savoir si cette conviction relève de la science objective ou pas. L'être humain n'est pas infaillible, et des présupposés peuvent influencer les observations des spécialistes. Nous avons le devoir de questionner ce savoir, et bien sûr de tenter de l'approfondir.

Plusieurs points me semblent importants pour réfléchir sur cette question :

1- Je trouve étonnant que l'éventualité de plusieurs cancers distincts, ayant chacun leur mode d'évolution spécifique, ne soit que très rarement envisagée.
2- Aucun scientifique n'a pu constater la présence de cellules cancéreuses en migration dans l'organisme (sauf bien sûr dans le cadre des leucémies) – dans les vaisseaux sanguins ou lymphatiques. Certes, les ganglions satellites des lésions cancéreuses présentent souvent de l'inflammation, et ces organes seraient les premiers à se comporter comme des métastases. Mais aucune publication scientifique ne parle de la présence de cellules cancéreuses dans les vaisseaux lymphatiques.
3- Très souvent, les métastases sont des atteintes osseuses. Celles-ci se caractérisent soit par des lyses, soit par des lésions condensantes. Comment expliquer qu'une lyse osseuse puisse être provoquée par le développement à

ce niveau de cellules cancéreuses venant d'ailleurs ? Notons bien que ce qui caractérise cliniquement les tumeurs cancéreuses est leur dureté et leur densité – faisant penser à de la pierre... Ce qui est en contradiction avec la réalité d'une lyse osseuse.

Nos connaissances sur le fonctionnement du système nerveux central sont importantes. Nous avons vu que lorsque l'organisme est en stress violent, le cortex préfrontal (et donc le mental) est parfois court-circuité par l'amygdale. En pareil cas, les réactions sont inadaptées à la réalité moderne. Pourrions-nous supposer qu'une somatisation sous forme de cancer puisse résulter de ce phénomène ? Si oui, cela signifierait que la cancérisation d'un organe se fait sous l'impulsion du cerveau neuro-végétatif, de manière inconsciente. Auquel cas, il est peu probable que les cellules cancéreuses locales gardent leurs caractéristiques de cancer si elles venaient à migrer : elles ne sont plus sous l'influence directe des incitations en provenance du cerveau. Bien sûr, tout ceci mériterait d'être étudié et vérifié.

Nous savons par ailleurs que notre civilisation considère le cancer comme un problème grave, souvent mortel. Ces notions font aujourd'hui partie de l'inconscient collectif. Est-ce que l'annonce du diagnostic de cancer ne pourrait pas constituer un nouveau stress (effet nocebo) ? Ce stress serait d'autant plus violent que nous vivons bien souvent dans la hantise d'être victimes de cette maladie. Si oui, pourquoi ne pas envisager que ce stress puisse court-circuiter le mental et générer un autre cancer ?

Ces questions sont importantes. Notre positionnement face au cancer, aujourd'hui, tient compte du risque de métastases. De ce fait, les traitements que nous proposons sont bien souvent très importants ! Il peut s'agir, par exemple, d'interventions chirurgicales très « larges » qui peuvent entraîner des conséquences non négligeables, tant sur le plan fonctionnel que sur le plan esthétique. La question est de savoir si ces conséquences ne pourraient pas être vécues par le malade comme de nouveaux stress qui pourraient générer de nouvelles somatisations, parfois de manière totalement inconsciente ?

Mon but n'est certes pas de culpabiliser les cancérologues qui font de toute évidence au mieux pour guérir leurs patients. Il me semble néanmoins que nous devrions approfondir ce débat et tenter de répondre à ces questions. Les malades qui refusent les protocoles modernes de lutte contre le cancer et cherchent des solutions alternatives (et ils sont nombreux) pourraient être volontaires pour tenter – dans un premier temps au moins – de limiter les protocoles habituels au strict minimum. Par exemple, dans le cas d'une tumeur du gros intestin, se limiter à l'ablation de la seule portion d'intestin qui est manifestement touchée, en couplant cette approche par un travail en psychothérapie et une complémentation suffisante en vitamines. Compte tenu de nos capacités remarquables en imagerie médicale, nous pourrions assurer un suivi très régulier de ces volontaires, ce qui nous permettrait d'éviter que la maladie dégénère de manière incontrôlée.

4- Exemple : la grippe

Comme la plupart des maladies, elle serait la phase de maladie, « bruyante » et inconfortable, d'un processus morbide psychosomatique évoluant comme toujours en deux temps : pathologie puis maladie.

Selon cette hypothèse :

1- Le premier temps est inapparent. Une situation extérieure génère un stress plus ou moins chronique. Le cerveau archaïque considère que la situation relève d'une privation d'air : c'est quelque chose qui nous « pompe l'air », comme on dit en langage familier. Il coordonne dans ce cas le démontage des muqueuses rhinopharyngée, trachéale et bronchique de manière à augmenter le flux d'air entrant dans les poumons. Selon le type de stress, le travail de démontage intéressera plus spécifiquement l'une ou l'autre de ces muqueuses ou les trois… Comme je l'ai précisé plus haut, ce processus peut perdurer des années si le stress n'est pas aboli ou surmonté.

2- Le deuxième temps ou maladie est bruyant au niveau des symptômes. Si nous nous appuyons sur les travaux du professeur Béchamp, pour que les microzymas puissent reconstruire ces muqueuses, ils ont besoin d'un échafaudage de mucus. Pour cela, ils génèrent localement une inflammation, source assez rapidement d'une exsudation d'abord aqueuse puis de plus en plus visqueuse sous laquelle les microzymas vont pouvoir reconstruire la muqueuse. Faute d'antioxydants et en cas de dyscrasie avérée, cette exsudation peut obstruer les bronches et générer une pneumonie.

Cette phase de « maladie » se caractérise par trois phases :

- Une phase d'inflammation sèche avec brûlure, éternuements éventuels si le nez est concerné, et une toux sèche douloureuse si ce sont les bronches et/ou la trachée qui sont en cause…
- Une phase humide avec sécrétions plus ou moins abondantes et liquides.
- Une phase où les sécrétions plus visqueuses permettent la réparation des muqueuses, puis deviennent progressivement jaunes puis vertes lorsque le travail est terminé et que l'échafaudage n'est plus utile. Il semble que les microzymas bâtissent alors des bactéries pour l'évacuer. Il est clair que les antibiotiques entravent ce processus et ne devraient être utilisés qu'en cas de dyscrasie avérée par carences vitaminiques ou empoisonnement.

Ces trois phases peuvent durer plus ou moins longtemps. J'ai pu constater – sur moi et parmi les personnes que j'ai côtoyées – que la complémentation en vitamines (vitamine C et vitamines du groupe B) en quantité suffisante raccourcit considérablement les différentes étapes du processus.

VI- LA BONNE MÉDECINE

J'espère que ces informations pourront servir à beaucoup. Les médecins n'ont pas à être les valets obéissants d'un système mondial – financier et politique – profondément corrompu. Beaucoup l'ont déjà compris et se sont rebellés, et je les félicite.

- La MIVILUDES et l'UNADFI – ces organismes gouvernementaux – n'œuvrent pas d'abord pour la protection des victimes de sectes comme ils sont censés le faire, mais ils sont les complices odieux d'un système politique qui entrave et falsifie la science, persécute les chercheurs et travaille au génocide d'une grande partie de la population mondiale.
- L'Ordre des médecins s'est totalement disqualifié depuis bien des années, mais plus encore avec la crise sanitaire COVID. Il est pourtant garant d'un Code de Déontologie remarquable, mais qu'il a su dévoyer pour réprimer les praticiens intègres.

Les médecins ne sont pas les seuls « soignants » dans notre monde présent. Ils doivent accepter de coopérer avec les autres disciplines qui œuvrent pour le bien-être et la santé. Ensemble, nous pouvons travailler à un monde plus juste et plus respectueux du vivant.

À ce titre, je pense que le SERMENT D'ASCLÉPIOS – plus précis et complet que le serment d'Hippocrate – devrait être prêté par tous les soignants. Ce serment est peu connu et je suis heureux de conclure ce travail par sa présentation.

À noter un détail qui me semble important : il ne met pas le « maître » sur un piédestal. Certes, nos enseignants doivent être respectés, comme tout être humain. Mais nous ne devons pas oublier qu'ils peuvent se tromper, souvent de bonne foi.

Nous devons toujours garder notre esprit critique et notre bon sens !

Serment d'ASCLÉPIOS

Sous l'égide d'ASCLÉPIOS, dieu grec de la médecine, JE M'ENGAGE SOLENNELLEMENT ET EN CONSCIENCE à respecter les principes intangibles suivants :

PRIMUM NON NOCERE – En premier lieu, ne pas nuire.

JE PROMETS de participer à promouvoir, préserver et rétablir la santé des personnes, en tant que bien commun, dans toutes ses dimensions, physique, mentale, sociale, émotionnelle et spirituelle.

JE PROMETS de ne jamais transgresser le caractère sacré de la vie humaine et de m'opposer à toute forme de commercialisation du corps humain.

JE PROMETS d'informer loyalement les personnes sur la nature, les motifs et les conséquences des actes envisagés, puis de m'assurer de leur consentement entier, libre et éclairé, que je m'interdis d'extorquer par l'usage d'un quelconque pouvoir lié aux circonstances.

JE PROMETS de respecter le secret médical en ne dévoilant jamais de données de santé de personnes, y compris sous forme numérique, dans l'espace public ou auprès de sociétés privées.

JE PROMETS de ne jamais discriminer les personnes selon leurs états, leurs origines, leurs croyances ou leurs statuts, tout en gardant pour les actes mon libre arbitre d'agir ou de m'abstenir.

JE PROMETS de ne jamais chercher à prolonger abusivement les agonies et de m'interdire de provoquer intentionnellement la mort.

JE PROMETS d'exercer ma profession avec conscience et intégrité, d'assumer pleinement la responsabilité et les conséquences de mes actes et de ne jamais utiliser ma posture pour corrompre les mœurs.

JE PROMETS d'entretenir et de perfectionner régulièrement mes connaissances, afin d'assurer au mieux les soins qui me sont demandés et de veiller à m'abstenir de paroles ou d'actes qui dépasseraient mes compétences.

JE PROMETS de préserver l'indépendance nécessaire à ma pratique, sans jamais me laisser corrompre par les puissances d'argent, ni céder à l'appât du gain ou aux sirènes de la gloire.

Au moment d'être admis(e) à exercer mon art dans la profession d'(e) ………………, je promets de rester fidèle aux lois de l'honneur et de la probité.

C'est en conscience que JE JURE D'ÊTRE DIGNE DE PRÊTER CE SERMENT.

Que je sois déshonoré(e), méprisé(e) et interdit(e) d'exercer, si je me parjure.

ANNEXES

I- L'observation du vivant en microscopie

Je ne suis pas spécialiste de la recherche en microbiologie : je ne suis que médecin ! Ce sont les dissonances et les contradictions observées sur le terrain qui m'ont amené à m'interroger sur la validité des connaissances supposées acquises…

Via la lecture de nombreux ouvrages et articles scientifiques, j'ai été interpelé par le risque de biais intervenant dans les processus d'observation des micro-organismes. Je souhaite partager ici quelques informations (non exhaustives) qui nous rappellent que l'information que nous obtenons dans les observations du vivant à l'échelle microscopique peut être altérée :

- par la manière dont nous modifions les objets pour les rendre observables,
- par la manière dont nous compensons les manques que comportent ces observations par des hypothèses.

Nous considérons les virus et les microbes comme des agents agresseurs. Mais avons-nous vraiment la certitude que c'est le cas ? Avons-nous les moyens d'observer et de prouver qu'ils sont pathogènes ? J'en suis de moins en moins sûr… Je n'ai pas les moyens d'apporter des réponses vérifiées et démontrées. Mais je constate que la médecine contemporaine tient pour acquis un certain nombre de théories, qui restent pourtant incomplètes. À partir de là, la recherche s'oriente en fonction de postulats qu'elle n'interroge plus, et c'est ainsi que l'erreur devient possible.

En microscopie optique

Je vous présente ici le protocole d'observation des biopsies examinées en microscopie optique[83] :

- Les tissus vivants sont – dans un premier temps – longuement baignés dans un mélange de formol, pour y être tués et fixés. Le but est de figer le matériel à observer, éviter que des enzymes ne viennent dissoudre les structures et que des germes ne puissent venir les surinfecter. Ce qui permet de conserver le matériel à observer, contrairement aux examens faits sur le vivant. Mais est-il logique de tuer la vie que l'on désire observer ? Il est impossible dans ces conditions de visualiser une évolution de ces matériels vivants (comme par exemple la production de virus éventuels) et de comprendre leur fonctionnement.
- Puis ils sont totalement déshydratés, par des bains successifs dans de l'alcool de plus en plus concentré. Or, **tout tissu vivant comporte entre 65 et 95 % d'eau selon l'âge du sujet** : 65 % chez un vieillard, 95 % chez un nouveau-né. Enlever l'eau des tissus revient à enlever le rouage le plus essentiel de la vie[84] ! Ceci pose question bien sûr, d'autant que cette eau n'a sans doute rien à voir avec de l'eau ordinaire.
- Ils subissent ensuite un dégraissage radical en passant dans un bain de TOLUÈNE ou de XYLÈNE. Ces étapes sont indispensables pour permettre l'inclusion dans la paraffine et faire les coupes…

---

[83] Il est facile de retrouver le détail de ces techniques sur INTERNET. Exemple : http://www.u999.universite-paris-saclay.fr/images/stories/PDF/protocoles/Les%20colorations%20histologiques.pdf

[84] Se reporter au chapitre traitant de la Bioélectronique.

- Les bribes de tissu résiduelles sont alors plongées dans de la paraffine liquide (à plus de 56°), cette liqueur venant théoriquement prendre la place de l'eau et de la graisse à l'intérieur des structures à examiner. On laisse refroidir, ce qui donne une **« inclusion »** de ce qui reste du tissu dans un bloc de paraffine solide.
- Il faut ensuite couper ce bloc en tranches, extrêmement fines (3 à 5 microns d'épaisseur)… Et on utilise pour cela un MICROTOME, c'est-à-dire un système de guillotine qui utilise des lames de rasoir. Ces lames de rasoir ne sont pas changées à chaque coupe et comportent donc très vite des irrégularités qui peuvent générer des éraillures et des déformations à l'intérieur du tissu.
- Les tranches obtenues sont tellement dilacérées et fripées qu'il faut les laisser s'étaler lentement dans un bac rempli d'eau… Elles sont ensuite littéralement pêchées avec une lame de verre : la moindre manipulation les déchirerait. Puis la lame portant la coupe est passée sur la flamme d'un bec Bunsen (700°), ce qui soude la coupe au verre et sèche l'ensemble.
- Il est alors nécessaire d'éliminer la paraffine, et on use pour cela d'un nouveau bain de TOLUÈNE ou XYLÈNE.
- Il faut enfin réhydrater le matériel à examiner, ce qui se fait par de nouveaux bains successifs dans de l'alcool de moins en moins concentré. Mais bien sûr, il s'agit là d'eau distillée, morte, non informée, qui n'a probablement rien à voir avec l'eau originelle.
- On obtient alors une tache blanche opalescente et unie au centre de la lame. Il n'est pas question d'observer à ce moment, il n'y aurait rien à voir… Il faut donc colorer ! Mais aucune couleur ne peut se fixer… Il est nécessaire de mordancer préalablement, comme pour un tissu que l'on voudrait teinter… C'est donc un nouveau bain dans

un acide fort (acide chlorhydrique ou sulfurique « fumant »), pour faire ce mordançage destiné à creuser de minuscules trous dans les éléments microscopiques présents encore sur la lame… Des trous qui vont pouvoir retenir les colorants dont on use ensuite…

- On recouvre alors le tout d'un Baume. On laisse sécher, on installe une contre-lamelle en verre venant recouvrir la coupe. Un produit de lutage, une sorte de colle, vient étanchéiser l'ensemble.

En microscopie électronique :

- Le début du protocole est le même. Mais il s'agit d'obtenir cette fois-ci non plus une inclusion dans de la paraffine mais dans une résine fluide que l'on fait durcir grâce à un siccatif. Cette réaction chimique est-elle anodine ?
- Les coupes sont recueillies sur une grille métallique fine puis recouvertes d'une couche de peinture métallique à base de tungstène[85]. Ce sont les électrons du microscope électronique qui passent à travers les mailles de la grille qui permettent d'obtenir une image sur la plaque photographique.

Ce n'est que récemment que des protocoles plus respectueux ont été proposés, usant principalement de la congélation de suite après le prélèvement du tissu. Mais là encore, toute congélation implique une cristallisation de l'eau présente dans les tissus (60 à 65 % chez un vieillard, 90 à 95 % chez un nouveau-né). Cette cristallisation entraîne une importante dilatation des molécules d'eau et par conséquent une dilacération des structures microscopiques. Et je n'ai pas de renseignement quant à la coloration : il est probable là encore qu'une métallisation soit indispensable !

---

85 https://trigenotoul.com/wp-content/uploads/2014/12/protocole-electronique-complet-v2.pdf

Toutes ces techniques supposent des observations sur des tissus morts, déshydratés, dégraissés, dilacérés, triturés, colorés par des moyens « héroïques »...

Il est clair que tous ces protocoles nous éloignent de la réalité du vivant. Nous ne pouvons qu'observer des structures figées et mortes. Les artéfacts peuvent être nombreux. Notons en particulier que les mitoses sont exceptionnelles sur l'observation des tissus vivants.

Le Pr Béchamp, au XIXe siècle, est l'un des rares savants ayant travaillé exclusivement sur le vivant. Et ses observations nous apportent des informations considérables qui, malheureusement, ne sont pas connues et prises en compte.

II- L'IMMUNITÉ

Ce chapitre est très technique. Il a pour but de nous rafraîchir la mémoire sur ce que nous croyons savoir dans ce domaine. Il s'agit d'un résumé de la troisième édition de ***PHYSIOLOGIE HUMAINE*** d'Arthur J. Vander, James H. Sherman, Dorothy S. Luciano et Richard Brière (éditions Chenelière/McGraw-Hill – Montréal) à partir de la page 673, intitulé : **« Les mécanismes de défense de l'organisme »**. Je l'ai parfois complété par des informations tirées de l'excellent livre de M. Michel Georget, ***VACCINATIONS, les vérités indésirables***, éditions Dangles 2022 – qui englobe les acquis plus récents.

J'ajouterai mes questions ou remarques avec une autre police !

1- Définitions

La finalité de l'immunologie est la distinction entre le **« soi »** et le **« non-soi »** pour ce qui concerne un organisme vivant précis.

- Le **« non-soi »** est défini essentiellement par les microbes ou bactéries (procaryotes), les virus, les champignons et les parasites.
- Par extension, les cellules cancéreuses sont assimilées au **« non-soi »**.

Ces définitions sont basées sur un ***postulat émis par M. Pasteur au XIXe siècle qui suppose que l'organisme est aseptique*** *(dépourvu de bactéries ou de virus). La question est de savoir si ce postulat est vrai et cohérent ? Nous avons vu que ce postulat est remis en question aujourd'hui par l'Institut Pasteur lui-même*[86].

---

86 https://www.radiofrance.fr/franceinter/podcasts/15-de-plus/15-de-plus-du-vendredi-19-avril-2024-4832880

Nous savons en particulier que le microbiote intestinal peut être considéré comme un organe à part entière. Or, l'origine de ces bactéries n'est pas clairement définie : sont-elles endogènes ou exogènes ?

Au XIXe siècle également, le **Pr Antoine Béchamp** a découvert et étudié, au cœur de tous les tissus vivants (végétaux, insectes et animaux) et même au cœur des cellules, des micro-organismes, mesurant entre 50 et 80 nanomètres de diamètre, capables de synthétiser des enzymes (*que l'on nommait zymases à l'époque*) et de réaliser des transformations majeures des molécules chimiques par des mécanismes d'assimilation et de désassimilation. Il a baptisé ces granulations : MICROZYMAS.

Après plus de 50 années d'études de ces MICROZYMAS, le Pr Béchamp a pu démontrer de manière rigoureuse que ces particules sont capables de bâtir des bactéries. Ainsi, un morceau de muscle plongé dans du métal en fusion, puis conservé pendant des mois, présente lorsqu'on l'examine au microscope après extraction de ce bloc de métal (en milieu aseptique), un très grand nombre de bactéries qui semblent avoir pour finalité le démontage des organes en vue de redistribuer la matière azotée.

Selon les observations du Pr Antoine Béchamp il semble donc que les bactéries puissent être endogènes et que l'organisme vivant est capable de les produire. Elles ont très probablement un rôle dans le processus de la vie.

Il est cependant clair qu'une effraction des barrières naturelles – la peau ou les muqueuses – peut amener l'introduction dans l'organisme de bactéries qui lui sont étrangères. Et dans ce cas au moins, il est essentiel de disposer d'un système d'élimination de ce **« non-soi »**.

2- Les cellules des réactions immunitaires

Les leucocytes

Ce sont les cellules de l'immunité les plus nombreuses... Elles proviennent de la moelle osseuse (*moelle rouge des os courts ou plats*). Elles utilisent le sang comme véhicule mais peuvent pénétrer dans les tissus à la demande.

Il y a plusieurs catégories de leucocytes :

1- Les **neutrophiles** – ils interviennent par phagocytose et en libérant des produits chimiques participant à l'inflammation (*vasodilatateurs et chimiotaxines*).

2- Les **basophiles** – ils ont le même rôle que les mastocytes mais dans le sang.

3- Les **éosinophiles** – ils détruisent les vers parasites et participent à l'hypersensibilité immédiate.

4- Les **monocytes** – ils ont les mêmes fonctions que les macrophages mais dans le sang. En pénétrant dans les tissus, ils se transforment en macrophages.

5- Les **lymphocytes**. Ces derniers peuvent aussi provenir du thymus ou des organes lymphoïdes périphériques. Et ils sont multiples :

- Les lymphocytes B lient les antigènes du « non-soi » à des immunoglobulines présentes sur leur membrane. Ils se transforment alors en plasmocytes fabricant les anticorps, et ils présentent l'antigène aux lymphocytes T auxiliaires.

- Les lymphocytes T. On en distingue trois sortes.
  <u>Les lymphocytes T cytotoxiques (CD8)</u> se lient aux antigènes présents sur les membranes des cellules infectées par un virus, des cellules cancéreuses ou des cellules greffées (étrangères) pour les détruire.
  <u>Les lymphocytes T auxiliaires (CD4)</u> sécrètent des **cytokines** qui activent les lymphocytes B, les

lymphocytes T cytotoxiques, les cellules NK et les macrophages.

Les lymphocytes T suppresseurs inhibent les lymphocytes B et les lymphocytes T cytotoxiques.

- Les cellules NK se lient directement aux cellules infectées par un virus et aux cellules cancéreuses, de manière non spécifique, et les détruisent. Elles agissent comme des cellules tueuses dans le processus qui met en jeu des anticorps.

L'observation du sang vivant (microscope à fond noir) permet de constater que le cytoplasme de tous ces leucocytes est rempli de granulations, très souvent mobiles. Nous retrouvons ce phénomène en examinant du pus frais, qui par ailleurs ne montre en général aucune bactérie ! Est-ce que ces granulations pourraient être des MICROZYMAS ? Si oui, nous pourrions supposer que ces cellules ont une autre fonction très importante : le transport de ces microzymas-là où ils sont nécessaires.

Les plasmocytes

Ils se forment à partir des lymphocytes B au cours des réactions immunitaires. Ils ne sont pas dans le sang mais dans les tissus et leur fonction consiste essentiellement à fabriquer des anticorps.

Les macrophages

Ce sont de volumineuses cellules présentes dans tous les organes et tous les tissus. Ils dérivent des monocytes après leur migration hors du lit vasculaire. Ils migrent tout au long de la vie. Ils sont en grand nombre dans les épithéliums et autour des vaisseaux lymphatiques ou sanguins.

Les mastocytes

Ils sont également dispersés dans un grand nombre d'organes ou tissus. Ils proviennent de la différenciation des cellules de la moelle osseuse. Ils contiennent beaucoup de vésicules sécrétoires, et fabriquent des messagers chimiques qui agissent localement.

Questions :

Tout ce travail repose sur un autre postulat proposé en 1855 par M. Rudolf VIRCHOW (1821-1902) qui suppose que l'unité de base du vivant est la cellule. L'adage de Virchow, « Omnis cellula e cellula », résume la théorie cellulaire sous sa forme définitive : « Là où apparaît une cellule, il doit y avoir eu une autre cellule auparavant »...

Cela semble pourtant difficile à admettre pour deux raisons :

- La cellule a une durée de vie courte, de quelques mois au mieux – sauf pour les neurones. Certes, ces cellules ont la capacité de se reproduire, mais cela implique une dynamique d'évolution perpétuelle sous-tendue par des mécanismes que nous ne comprenons pas facilement à l'échelle microscopique.
- Nous savons qu'il existe des tissus vivants en soi pratiquement sans cellules (os en particulier, mais aussi le tissu conjonctif).

Il est difficile par conséquent de voir dans la cellule le fondement de la vie.

Le Pr Béchamp propose à l'inverse l'hypothèse que l'unité de base du vivant serait le **microzyma**, mesurant entre 50 et 80 nanomètres de diamètre, qui, lui, est quasiment immortel. Nous pouvons en effet retrouver des microzymas dans des roches contenant des fossiles datant de plus de 12,5 millions d'années, et ces microzymas sont capables de se réactiver et de construire des coquillages dans les aquariums, dès que les conditions de vie sont optimales[87].

Ces microzymas sont manifestement capables de bâtir les cellules ou les bactéries puis de les démonter. Chaque fois qu'une cellule est démontée, on retrouve un très grand nombre de microzymas libres là où elle se trouvait. Ne seraient-ils pas les microzymas constitutifs de cette cellule démontée ? Mais bien sûr, cette exploration suppose d'observer le vivant pour assister aux interactions et aux « mouvements » existant au sein des cellules.

Ces premières notions d'immunologie sont présentées comme des vérités acquises et démontrées. Mais :

- *Comment sont faites les observations scientifiques correspondantes ?*
- *Les chercheurs observent-ils des tissus vivants ? En fait non[88]... Il est donc très discutable de proposer ce genre d'affirmations : les preuves manquent de manière évidente.*

***Le Dr Harold Hillman**, célèbre biologiste britannique, affirme que tous les protocoles qui précèdent les observations (annexe I) produisent des artéfacts et que des procédures de contrôle adéquates n'ont jamais été publiées à leur sujet... Ces procédures sont totalement inadéquates pour se faire une idée de la réalité objective de la cellule. Le corps de Golgi, le réticulum endoplasmique, les récepteurs cellulaires et les canaux protéiques transmembranaires n'existent pas au sens où on l'entend généralement.*

Notons par ailleurs que Béchamp avait pu démontrer que les cellules ne se multipliaient que de manière exceptionnelle mais étaient bâties le plus souvent par

---

87 Cf. annexe IV.

88 Cf. annexe I.

les microzymas. La membrane cellulaire est constituée de microzymas agglutinés.

Le Dr Hillman conclut : « On croit généralement que la recherche médicale depuis la Seconde Guerre mondiale a été très fructueuse... Il est absolument remarquable de constater à quel point ce type de recherche a été infructueux. Si l'on connaissait les mécanismes de base, dont le dérèglement induit la maladie, on pourrait alors concevoir des interventions logiques pour empêcher leur développement... L'aspect le plus paradoxal de la recherche scientifique est que l'on croit généralement qu'elle est objective... »

Par ailleurs, comme explicité plus haut, l'examen au microscope optique à fond noir, sur le vivant, fait apparaître dans le cytoplasme de chaque leucocyte un très grand nombre de granulations - ***microzymas*** *? - qui grouillent à l'intérieur. On nommait d'ailleurs les leucocytes :* ***« granulocytes »*** *lorsqu'ils ont été découverts. Le déplacement des neutrophiles se fait par déformations amibiennes et celles-ci semblent être provoquées par le déplacement de ces granulations à l'intérieur du cytoplasme.*

3- Les réactions immunitaires non spécifiques

Ces mécanismes sont indépendants de la nature de l'agresseur et dépourvus de mémoire.

La défense des surfaces corporelles

LA PEAU

L'épiderme superficiel se renouvelle sans cesse par sa base. Sa partie supérieure formée de cellules mortes se desquame en permanence, éliminant par là même les innombrables bactéries et particules étrangères qui s'y trouvent.

L'épiderme produit par ailleurs des peptides antibiotiques – en particulier la psoriasine capable de contrôler la croissance bactérienne au niveau de la couche superficielle cornée.

Les sécrétions locales (sueur, sébum, larmes) contiennent également des substances antimicrobiennes.

LES MUQUEUSES

Elles tapissent l'intérieur des cavités communiquant avec l'extérieur : les voies respiratoires, l'appareil digestif et les voies génito-urinaires. Elles sont plus fragiles que la peau puisqu'elles ne disposent pas d'une couche de cellules mortes. Divers mécanismes compensent cette fragilité :

- Les poils présents dans les narines servent de filtre passif.
- Les cils vibratiles de la trachée font remonter les éléments étrangers englués de mucus. Ce processus peut être majoré par la toux.
- L'acidité de l'estomac (acide chlorhydrique) tue les bactéries. *Mais alors, d'où provient le microbiote intestinal ? Il y a certes des bactéries résistantes comme le bacille de Koch, mais cette flore intestinale, en général, n'est pas peuplée de ce genre de bacilles. N'est-ce pas étonnant ?*
- Le pH légèrement acide du vagin favorise la présence d'une flore non pathogène protectrice.
- Le jet urinaire lave de manière régulière les cavités correspondantes.

LES BACTÉRIES SAPROPHYTES

Nous le savons, elles sont très nombreuses et participent à l'équilibre et à la protection de nos frontières naturelles vis-à-vis de l'extérieur, en particulier par un mécanisme de compétition avec les bactéries pathogènes. *Il y a donc des bactéries bénéfiques capables de bloquer les malveillantes.*

L'inflammation

Elle intervient chaque fois que les frontières naturelles que sont la peau et les muqueuses sont lésées. Elle est déclenchée par la perception d'un signal de danger par des récepteurs spécialisés (cf. travaux de Jules Hoffmann, prix Nobel de médecine, 2011).

Les agents pathogènes – bactéries ou virus – portent à leur surface des molécules particulières et possèdent des ADN ou ARN spécifiques qui constituent le signal de danger. Les récepteurs de ce signal sont la protéine C réactive, soluble, ou d'autres molécules présentes sur des membranes des cellules phagocytaires et des cellules dendritiques principalement. Chacun de ces récepteurs perçoit un type moléculaire particulier et déclenche alors la réaction inflammatoire au cours de laquelle les cytokines interviennent à différents niveaux.

Les phagocytes (*essentiellement les neutrophiles, les monocytes et les macrophages*) sont les acteurs privilégiés de l'inflammation. Rougeur, douleur, chaleur et tuméfaction en sont les quatre principaux symptômes.

La fièvre

Les cytokines agissent au niveau de l'hypothalamus du système nerveux qui déclenche l'élévation de la température. Cette fièvre freine la multiplication des virus (travaux de Lwoff sur les virus Polio[89]).

---

89 Lwoff A., Lwoff M., « L'inhibition du développement du virus poliomyélitique à 39° et le problème du rôle de l'hyperthermie dans l'évolution des infections virales », comptes rendus hebdomadaires des séances de l'Académie des Sciences, t. 246, p. 190-192, 1958.

La vasodilatation

Elle fait suite à la libération d'histamine par les polynucléaires basophiles.

Elle se caractérise par une dilatation des micro-vaisseaux sanguins et une contraction des cellules qui constituent leur épithélium pavimenteux (*ou endothélium*), ce qui libère des espaces entre ces cellules pour laisser passer l'eau, les polynucléaires neutrophiles et les macrophages chargés de phagocyter les germes pathogènes, les lymphocytes NK capables de repérer les cellules infectées et de les détruire, et diverses autres molécules dont les éventuels anticorps naturels. Le tout provoque œdème et tuméfaction.

30 à 60 minutes après le début de l'inflammation, la CHIMIOTAXIE se met en œuvre. **De nouvelles substances chimiques** sont sécrétées, essentiellement des protéines plasmatiques comme les kinines, le complément, l'histamine, des eicosanoïdes, des facteurs d'activation plaquettaires, des interleukines au pouvoir nécrosant sur les cellules tumorales, des enzymes liposomiales, de l'oxyde nitrique, et d'autres substrats très oxydés.

Cette débauche d'actions destructives est limitée par le biais de cytokines anti-inflammatoires qui stimulent l'hypophyse. Cette dernière libère une hormone, l'ACTH, qui agit sur les surrénales pour produire de la cortisone.

Ces médiateurs CHIMIQUES semblent intelligents et efficaces. Mais quelle est l'origine de cette intelligence ? Seraient-ils vivants en soi ? Quels sont les organes ou cellules qui les sécrètent ?

La phagocytose

La première étape est le « contact » entre le phagocyte et le microbe. Lorsque ce dernier est entouré d'une capsule épaisse, ce lien est rendu possible par la sécrétion d'une **opsonine** : une substance chimique là encore.

Le microbe pénètre alors à l'intérieur du phagocyte dans une sorte de capsule intracellulaire nommée **phagosome**. La membrane de ce phagosome entre en contact avec un **lysosome** présent dans le phagocyte qui vient fusionner avec le phagosome pour constituer le **phagolysosome**. C'est à l'intérieur de cette sorte de vacuole que les enzymes du lysosome vont pouvoir dégrader le microbe – grâce en particulier à la production locale d'**oxyde nitrique** et de **peroxyde d'hydrogène**, ainsi que d'autres dérivés oxydés.

Les phagocytes libèrent par ailleurs dans leur environnement des enzymes hydrolytiques et des dérivés de l'oxygène pour détruire les microbes sans avoir besoin de les phagocyter. Certains des produits sécrétés par les phagocytes favorisent le processus inflammatoire.

Le complément

Il s'agit d'une vingtaine de protéines ayant pour finalité de détruire les microbes sans phagocytose préalable. Certaines sont présentes dans le sang sous forme inactive. Leur activation se fait « en cascade » : la présence d'un microbe, ou bien d'une lésion, met en route ce processus où ces protéines s'activent l'une après l'autre.

Je trouve vraiment étonnant ce mécanisme d'activation en cascade. C'est comme si la modification de la formule chimique de ces molécules les rendait vivantes et intelligentes !?

Ces phénomènes ont lieu soit dans le sang, soit dans le milieu extracellulaire. La mise en route de cette activation nécessite habituellement la présence d'**anticorps**. Mais il existe une voie alterne qui peut mettre en route l'activation en court-circuitant la première protéine du complément ou **C1**.

Parmi ces protéines activées, cinq d'entre elles constituent le **complexe d'attaque de la membrane** ou CAM. Il se loge dans la membrane du microbe pour permettre la pénétration d'eau et de sel qui va tuer le microbe.

Le système du complément agit aussi directement sur l'inflammation en favorisant la vasodilatation.

Une des molécules du complément, le **C3b**, agit comme une opsonine en attachant le microbe au phagocyte.

La réparation tissulaire

C'est l'étape finale de l'inflammation. Un type de cellules conjonctives, les fibroblastes, se multiplient et sécrètent de grandes quantités de collagène sous l'action de médiateurs chimiques, dont un facteur de croissance des fibroblastes. Les cellules de la zone lésée vont alors pouvoir se multiplier lorsque c'est possible (il semble que ce ne soit pas le cas pour les neurones, bien que cette notion soit aujourd'hui discutée).

Là comme partout dans ce qui est décrit dans ce chapitre sur les réactions immunitaires non spécifiques, tout est orchestré par des molécules qui ne sont pourtant pas douées de vie !?

L'interféron

Il s'agit d'une famille de trois protéines ayant pour fonction d'inhiber la réplication virale à l'intérieur des cellules, de manière non spécifique. Elles agissent en provoquant la synthèse d'enzymes qui bloquent la construction des protéines virales.

Ces protéines ne sont pas produites par toutes les cellules, mais celles qui en sont capables en sécrètent également dans le milieu extracellulaire. Ces substrats sont alors capables d'empêcher l'infestation des autres cellules. On peut en retrouver à distance du point de départ de l'infection par le biais du sang…

Bien sûr, tout ceci repose sur un autre postulat très discutable : celui de l'existence des virus. À ce jour, cette existence n'a toujours pas été démontrée. Toute la virologie repose sur la base d'un raisonnement circulaire qui n'a rien de scientifique[90]... Je vous renvoie ici à l'annexe III qui passe en revue cette question de la virologie.

Conclusion de ce chapitre

Tout cela est d'une étonnante complexité. Il présuppose une intelligence remarquable de diverses molécules chimiques, hors de la cellule, ce qui semble quelque peu étonnant.

Il est clair que tous ces mécanismes deviendraient beaucoup plus « intelligibles » si nous acceptions l'hypothèse des microzymas mis en évidence par le Pr Antoine Béchamp. Ce seraient eux qui synthétiseraient ces différentes molécules, les activeraient et les mettraient en œuvre.

4- Les réactions immunitaires spécifiques

Nous les devons aux lymphocytes mais aussi à des éléments de l'immunité innée comme le complément. Ce sont eux qui doivent reconnaître la nature spécifique des substances étrangères qui doivent être attaquées. Elle développe une mémoire spécifique à chaque antigène.

On distingue deux types d'immunité selon que la réaction terminale repose sur les lymphocytes eux-mêmes (**immunité**

[90] **Le raisonnement circulaire** pose comme postulat ce que l'argumentation veut prouver. La cause d'un effet est l'effet de l'effet qu'elle cause. Exemple : l'œuf et la poule... Le raisonnement circulaire est généralement exclu en sciences parce qu'il fait *« sauter les fusibles »*. Il se fonde sur une logique trop simple ; il n'explique rien. Pourtant, c'est un fait que l'œuf et la poule s'engendrent mutuellement. C'est un fait que sujet et objet ne pourraient être conceptualisés l'un sans l'autre. Les faits s'expliquent d'eux-mêmes par leur seule coexistence opérationnelle. On n'a plus besoin de chercher les causes, *« ça marche ! »*.

à médiation cellulaire) ou sur les anticorps élaborés par certains d'entre eux (**immunité à médiation humorale**). Ces deux voies sont nécessairement précédées de la reconnaissance de l'antigène pour que la réponse soit spécifiquement dirigée contre lui.

Les lymphocytes B atteignent leur maturité dans la moelle osseuse puis sont transportés par le sang dans les organes lymphoïdes périphériques (ganglions lymphatiques, rate, amygdales et amas lymphoïdes sur les muqueuses des voies digestives, respiratoires, génitales et urinaires). C'est là qu'ils peuvent être stimulés par la rencontre d'un antigène spécifique. Toutes les cellules issues de chacun de ces lymphocytes sont identiques aux cellules-mères. Elles sont donc aussi des lymphocytes B. Elles sont programmées pour « reconnaître » un antigène spécifique grâce à un récepteur membranaire identique aux anticorps qu'elles produiront.

Les lymphocytes T quittent la moelle osseuse à un stade immature pendant la vie fœtale ou néonatale. Ils rejoignent le thymus et c'est là qu'ils parviennent à maturité. Ils se dirigent ensuite vers les organes lymphoïdes périphériques. Ils sont aveugles à l'antigène total : ils ne peuvent en reconnaître que quelques fragments, les sites antigéniques, qui sont apprêtés par les cellules présentatrices de l'antigène, principalement les cellules dendritiques. Celles-ci sont de véritables sentinelles localisées principalement dans la peau et au niveau des muqueuses. Ces cellules présentatrices de l'antigène fragmentent l'antigène et l'associent avec une molécule HLA. C'est l'association de ces fragments avec la molécule HLA qui est reconnue par les lymphocytes T.

Les cellules NK (cellules tueuses naturelles) – plus volumineuses, granuleuses (*microzymas ?)* – apparaissent dans la moelle osseuse sans que l'on connaisse leur origine. Elles n'ont pas de spécificité antigénique.

L'antigène est une molécule étrangère qui déclenche une réaction immunitaire spécifique. Il s'agit le plus souvent de protéines ou de polysaccharides. C'est la capacité des lymphocytes de distinguer un antigène d'un autre, qui donne sa spécificité aux réactions immunitaires. Dans de nombreux cas, ces molécules antigéniques font partie de la surface d'une cellule, d'une bactérie ou d'un virus.

L'immunité à médiation humorale

Elle repose principalement sur les lymphocytes B bien que l'activité des lymphocytes T soit la plupart du temps indispensable.

Les lymphocytes B ayant les récepteurs adéquats reconnaissent l'antigène natif et se trouvent stimulés.

Des cellules présentatrices de l'antigène captent l'antigène, le fragmentent et exposent à leur surface des peptides antigéniques associés à une molécule HLA de classe II. Ces peptides sont reconnus par des lymphocytes T4 qui se différencient en lymphocytes auxiliaires Th2. Ceux-ci sécrètent des interleukines qui favorisent la prolifération des lymphocytes B sensibilisés, amènent leur transformation en plasmocytes ayant acquis la machinerie nécessaire à la synthèse d'anticorps et permet ainsi la fabrication des anticorps spécifiques.

Si l'antigène est une protéine soluble, une toxine par exemple, elle est neutralisée par l'anticorps.

Si l'antigène est porté par une cellule, celle-ci est recouverte d'anticorps et de molécules du complément, ce qui amène sa destruction ou favorise la phagocytose.

Cette immunité humorale peut être transmise de manière passive à un autre individu par la sérothérapie.

L'immunité à médiation cellulaire

Elle intervient pour combattre les antigènes intracellulaires et détruire les cellules infectées. C'est le cas pour la défense contre certaines bactéries comme le bacille tuberculeux ou celui de la lèpre et pour la défense antivirale.

Les virus sont captés par des cellules présentatrices de l'antigène qui les fragmentent et présentent à leur surface membranaire des peptides antigéniques en association avec des molécules HLA de classe II. Cette association est reconnue par des lymphocytes T4 qui se différencient en lymphocytes auxiliaires de classe Th1 en faisant intervenir l'interféron Gamma et l'interleukine 1.

D'autres cellules présentatrices de l'antigène sensibilisent les lymphocytes T8 en leur présentant des peptides antigéniques associés à des molécules HLA de classe I. Sous l'influence de l'interleukine 2 sécrétée par les Th1, ces lymphocytes T8 prolifèrent et se différencient en cellules cytotoxiques capables de détruire les cellules infectées par le même virus. Ils sont aidés par les cellules NK.

Parallèlement, les anticorps produits par les lymphocytes B vont pouvoir détruire les virus circulants.

Les anticorps

Il en existe cinq classes principales :

- Les **IgG** ou gammaglobulines – elles sont les plus nombreuses avec les **IgM**. Leurs cibles sont les bactéries et les virus. Elles sont présentes dans le sang.
- Les **IgE** sont responsables des réactions allergiques et participent à la défense contre les parasites multicellulaires. On les trouve sur la membrane des mastocytes.
- Les **IgA** – sécrétées par les plasmocytes des muqueuses. Elles ne circulent pas. Ce sont elles que l'on retrouve dans la glande mammaire et dans le lait maternel.

- Les **IgD** sont mal connues… On en trouve sur la membrane des lymphocytes B.

Ces immunoglobulines recherchent les antigènes correspondants et les désignent comme cibles aux cellules immunocompétentes (macrophages et cellules NK) ainsi qu'au système du complément. Cela limite les dégâts collatéraux qui pourraient être occasionnés par les substances chimiques toxiques utilisées pour détruire les microbes.

L'arrêt de la réponse immunitaire

Tous ces mécanismes doivent pouvoir être stoppés une fois la menace infectieuse écartée sous peine de provoquer des dégâts.

- La production d'anticorps stoppe progressivement à mesure que la présence d'antigènes se raréfie.
- Certains lymphocytes T4, dits suppresseurs, inhibent le fonctionnement des lymphocytes B et des lymphocytes T cytotoxiques. Ils sont probablement les responsables du respect des protéines spécifiques de l'individu.

La mémoire immunitaire

Après élimination de l'antigène, le système immunitaire conserve en mémoire cette première agression. Ce qui lui permettra de réagir plus rapidement et plus vigoureusement en cas d'agression ultérieure.

Les dérives des réactions immunitaires

Toute réponse immunitaire ne répondant pas à une agression relève d'une dérive des réactions immunitaires.

L'hypersensibilité

Elle revêt des formes variées. La plus importante est l'allergie – hypersensibilité de type I. La première rencontre avec l'allergène sensibilise l'organisme au lieu de le prémunir et il produit des immunoglobulines IgE qui se fixent sur les polynucléaires basophiles et des mastocytes. Lors des rencontres ultérieures avec l'allergène, celui-ci se fixe sur les IgE, faisant libérer aux cellules qui les portent des substances comme l'histamine qui déclenchent une réaction inflammatoire.

Dans certaines circonstances, la réaction peut être très violente, voire mortelle. On parlera alors d'anaphylaxie. Elle peut être provoquée par une piqûre d'insecte ou par une sérothérapie surtout si elle est d'origine animale.

L'auto-immunité

Il s'agit du retournement du système immunitaire contre l'organisme qu'il est chargé de défendre. Les maladies auto-immunes peuvent avoir trois causes principales :

1- **Le dépôt de complexes immuns** – association d'antigènes + anticorps dont la taille dépend de l'affinité des anticorps pour l'antigène.
   Les complexes de forte affinité sont de grande taille et sont rapidement détruits par les cellules phagocytaires avec l'aide du complément, notamment dans le foie, la rate et les poumons.
   Les complexes de faible affinité sont de petite taille et solubles. Ils restent donc longtemps en circulation mais finissent par se déposer et déclenchent, là où ils se déposent, une réaction inflammatoire qui détruit les tissus. Cela peut concerner les reins, les articulations, les vaisseaux sanguins, le système nerveux, etc.

2- Le mimétisme moléculaire

S'il y a une ressemblance même partielle entre un antigène et une molécule de l'organisme, la réponse immunitaire est alors dirigée non seulement contre l'élément étranger mais aussi contre les cellules de l'organisme qui partagent avec lui une structure comparable.

3- L'expression anormale de molécules HLA II

Toutes nos cellules possèdent la même information génétique, mais seules les cellules immunitaires expriment les gènes correspondant aux molécules HLA II.
Chez certains sujets, l'interféron Gamma qui est normalement produit au cours de la réponse immunitaire peut faire exprimer ces gènes par d'autres cellules qui seront alors repérées comme anormales et détruites par le système immunitaire.

5- Conclusion

Il est clair que toutes ces notions sont probablement vraies en partie.

- *En partie parce que, la plupart du temps, les bactéries présentes dans un organisme vivant semblent endogènes et bâties pour démonter des tumeurs si l'on accepte de tenir compte des travaux remarquables du Pr Antoine Béchamp au XIXe siècle et de ceux du Dr Ryke Geerd Hamer en psychosomatique.*
- *En partie aussi parce que la réalité des virus est discutable : elle relève d'une hypothèse qui n'a jamais été confirmée et vérifiée. Il n'a jamais été possible d'isoler un virus et encore moins de démontrer son caractère pathogène.*
- *En partie parce que la notion de « non-soi » attribuée aux cellules cancéreuses me semble totalement abusive. Nous développons bien souvent des cancers qui passent inaperçus dans bon nombre de cas et qui se démontent dans un deuxième temps spontanément. Est-ce lié à une*

réaction immunitaire, ou bien simplement au fait qu'ils ne sont plus nécessaires ?

La ***PSYCHOSOMATIQUE*** *mériterait d'être approfondie ici tout particulièrement.*

Par ailleurs, il est bien étonnant de voir cet enchevêtrement bien coordonné des différents médiateurs chimiques : cytokines, interféron, complément et autres. Comment font-ils pour se coordonner ainsi ? Ne serait-ce pas par l'action précise et orchestrée des ***microzymas*** *vivants, dont les propriétés sont méconnues ici ?*

Toutes les « pannes » de ce système immunitaire (maladies auto-immunes, hypersensibilité) pourraient s'expliquer plus facilement en tenant compte de la ***VITALITÉ*** *des microzymas.*

- *Ma conviction est que cette vitalité s'effondre lorsque l'organisme est empoisonné par des vaccins, des pesticides, des antibiotiques, d'autres traitements chimiques, ou une alimentation défectueuse.*
- *Elle est au contraire magnifiée par la complémentation en vitamines.*

III- La virologie moderne : science ou fraude ?

Sources : Dr Thomas Cowan, Corman-Drosten, Dr Stefan Lanka, Drs Mark et Samantha Bailey, Dr Siouxsie Wiles, Dr Harold Hillman…

1- Les virus existent-ils ?

Les virus seraient constitués d'un fragment d'ADN ou d'ARN entouré d'une capsule. Ils sont incapables de se reproduire et doivent parasiter des cellules pour les obliger à les répliquer. Nous ne pouvons pas savoir s'ils sont vivants ou pas. Mais tout cela est-il vrai ?

Selon le Dr Harold Hillman[91] : « Les virus ne peuvent être observés qu'au microscope électronique, en utilisant des procédures impliquant des métaux lourds, la déshydratation, la basse pression, le bombardement électronique et l'irradiation aux rayons X. Les virus sont-ils de véritables structures naturelles ou des artéfacts de ces conditions difficiles ? »

Leur « identification » se fait à partir de l'observation d'effets cytopathiques sur des cultures de cellules. Mais aucune procédure de contrôle adéquate n'a jamais été publiée à leur sujet… Tous les protocoles qui précèdent les observations des cellules au microscope (voir annexe I) produisent des artéfacts.

Même ce que nous croyons savoir sur la structure complexe des cellules est à discuter. Le corps de Golgi, le réticulum endoplasmique, les récepteurs cellulaires et les canaux protéiques transmembranaires n'existent pas de façon

[91] Biologiste et neurobiologiste britannique – citations tirées d'un article publié en 2011 : https://www.studocu.com/in/document/institute-of-clinical-biology-pre-university-college/biology-hl/cell-biology-is-currently-in-dire-straits-harold-hillman-2011/89256824

certaine au sens où nous l'entendons généralement selon le Dr Hillman.

Les coronavirus sont censés s'assembler à l'interface entre le réticulum endoplasmique et le corps de Golgi. Mais si le Dr Hillman a raison et si le réticulum endoplasmique et le corps de Golgi sont des artéfacts de la préparation histologique et de la microscopie électronique, la compréhension présumée de l'assemblage du virus ne serait-elle pas complètement erronée ?

À ce jour, les virologues sont incapables d'**isoler** et de **visualiser** de manière convaincante des particules de 100 à 200 nanomètres de diamètre ***sur le vivant***… Pourtant, le Pr Béchamp était capable de voir les microzymas au microscope optique, avec un grossissement de 750 seulement, sur des tissus vivants et sans le protocole complexe utilisé aujourd'hui. Or le diamètre de ces microzymas excède rarement 80 nanomètres ! N'est-il pas étonnant de constater cette incapacité chez les virologues ?

Lorsque des particules ont pu être visualisées en microscopie électronique, nous n'avons pas pu savoir s'il s'agissait de virus ou de vésicules extracellulaires. Il n'a pas été possible de les différencier des cellules, même par ultracentrifugation. Il s'agit en effet d'éléments dont la composition chimique est de même nature. Ces particules n'ont pas été capables de se répliquer ou de provoquer des maladies chez l'homme ou dans un modèle animal expérimental.

2- Les virus ont-ils pu être isolés ?

Le **Dr Thomas Cowan**[92] **nous explique :** « La première preuve que la théorie des virus pathogènes est problématique, est peut-être le fait qu'aucun article scientifique publié n'a jamais

[92] **Dr Thomas Cowan *et al.***, The "Settling the Virus Debate Statement" (Déclaration sur « Trancher le débat sur les virus »), 2022.

montré que des particules répondant à la définition des virus ont été directement isolées et purifiées à partir de tissus ou de fluides corporels d'un homme ou d'un animal malade. Si l'on se réfère à la définition communément admise du terme "isolement", qui consiste à séparer une chose de toutes les autres, tout le monde s'accorde à dire que cela n'a jamais été fait dans l'histoire de la virologie.
Ni par macération, ni par filtration, ni par ultracentrifugation, il n'a pu être isolé ou purifié un quelconque virus à partir d'un être humain malade.
Il n'a jamais été démontré qu'une particule – représentée par une image, ou imaginée – possèderait les propriétés d'un virus pathogène, en particulier pour l'être humain malade.
Et les quelques images obtenues ici ou là sont faites à partir de tissus tués, déshydratés, dégraissés puis inclus dans du plastique liquide que l'on fait solidifier dans un deuxième temps : ce qui sous-entend la possibilité d'artéfacts majeurs... Rien n'a pu être vu sur le vivant ! »

Le Dr Siouxsie Wiles renchérit : « Lorsque les virologues veulent isoler un virus à partir d'un échantillon, ils prennent l'échantillon ou une partie de celui-ci et l'ajoutent à des cellules – généralement des cellules qui sont relativement faciles à cultiver en laboratoire – et regardent ensuite si ces cellules meurent (effets "cytopathiques") et/ou si des particules virales sont libérées dans le bain nutritif liquide dans lequel les cellules se développent ».

Or, ces cultures de cellules (cellules fœtales humaines prélevées sur des bébés encore vivants lors d'IVG, souches de cellules cancéreuses, etc.) sont « empoisonnées » par des antibiotiques et des antifongiques néphrotoxiques (pour éviter une contamination par des bactéries ou des virus extérieurs) qui suffisent à expliquer les effets cytopathiques à eux seuls.

Des contrôles adéquats n'ont pas été effectués pour tester les effets des conditions de laboratoire, des fluides corporels, des antibiotiques et d'autres produits chimiques sur les cultures cellulaires. Comment les virologues peuvent-ils donc être sûrs que c'est le « virus » qui provoque les effets cytopathiques observés et non les produits chimiques et les conditions elles-mêmes ?

Les cultures « virales » brutes (avec les cellules de culture et les additifs) sont introduites et analysées par un ordinateur pour séquencer les fragments génétiques divers et variés et créer ainsi de nouveaux virus « in silico[93] », à partir de rien.

Pour le virus SRAS-CoV-2, par exemple, ils sont partis de 200 microlitres de lavage broncho-pulmonaire d'un malade de pneumonie (en Chine). Ce liquide contenait de toute évidence du matériel humain mais aussi des bactéries, d'éventuels virus et des champignons qui sont méconnus… Il n'y a pas eu d'isolement préalable de cellules ou de bactéries. Il n'y a pas eu d'isolement physique d'un virus.

Ils ont fragmenté le matériel génétique de cette « soupe » de manière aléatoire en courtes longueurs de 150 nucléotides en moyenne. Puis ils ont converti l'ARN en ADN à l'aide d'une enzyme transcriptase inverse. 56 565 928 séquences ont été générées et ces informations ont été introduites dans un ordinateur qui a cherché – à partir de programmes élaborés préalablement – à faire que ces séquences se suivent et produisent le génome du « virus » tel que les concepteurs du programme l'avaient imaginé.

L'ordinateur a permis de générer 384 096 séquences hypothétiques se chevauchant. La plus longue

[93] Le terme « in silico » signifie que l'on se base sur des calculs informatiques et non sur l'observation objective du vivant. Et ces calculs informatiques dépendent d'un algorithme – un ensemble de règles qui définissent les morceaux d'ADN que l'on pense pouvoir coller, et dans quel ordre. Mais les algorithmes transportent avec eux toutes les erreurs, biais et imperfections que son créateur a mis dans ses règles… Cf. le livre de Pierre Chaillot : *COVID 19, ce que révèlent les chiffres officiels*, page 122.

(30 474 nucléotides) a été **« déclarée »** comme ayant une identité de 89,4 % avec une chauve-souris.

Un autre ordinateur avait généré plus de 1,3 million de séquences mais le plus long n'était que de 11 760 nucléotides… et ça ne permettait pas de trouver le fameux génome.

Ils ont ensuite utilisé la technique d'amplification par PCR pour soi-disant confirmer leur découverte.

En aucun cas, l'origine précise de ces séquences n'a pu être établie. Le SARS-CoV-2 a donc été inventé de toutes pièces. Ils en ont fait le **génome de référence mondial** de ce prétendu agent pathogène.

Le gros problème reste toujours qu'il est soi-disant impossible, pour les virologues, d'isoler les fameux virus pour faire un séquençage qui tienne la route ! Cette impossibilité attribuée à la petite taille des prétendus virus (200 nanomètres en moyenne) pose question, d'autant que nous savons que le Pr Antoine Béchamp, au XIXe siècle, était capable d'isoler parfaitement et d'étudier minutieusement les microzymas dont la taille se situe entre 50 et 80 nanomètres. Est-ce une réelle impossibilité pour nos virologues, ou bien une volonté délibérée ? Il est clair que si les virus pouvaient être isolés, il serait possible d'en vérifier leur éventuel caractère pathogène, ce qui ne semble pas possible à ce jour.

Par ailleurs, aucun contrôle n'est fait avec des personnes exemptes de virus. Nous ne pouvons donc pas savoir s'il ne serait pas possible de retrouver les mêmes séquences par ce biais chez des personnes en bonne santé…

Le test PCR utilisé lors de la crise COVID permet de détecter certaines séquences cibles sélectionnées préalablement sans pouvoir préciser leur provenance.

- Il n'y a jamais eu de validation clinique.
- Il n'est pas fait pour diagnostiquer quoi que ce soit chez un sujet humain.

- Il n'a AUCUNE signification qu'il soit positif ou négatif, encore plus si le cycle d'amplification est important… Corman-Drosten déclarait en avril 2020 que (selon les propres termes de la virologie) qualifier un résultat de PCR de coronavirus de « positif » après 36-37 cycles, comme c'était le cas partout dans le monde, était « un non-sens absolu. Cela n'a aucun sens ».

Le postulat de Koch[94] ne pouvant être établi pour les maladies virales et pour cause, on en est arrivé en 1957 au **Postulat de Huebner** où **la preuve de la cause virale serait démontrée par l'efficacité d'un vaccin spécifique**. Et encore faut-il savoir ce que l'on nomme « efficacité vaccinale » ! Ce postulat est un dévoiement manifeste de la science pour le plus grand profit de l'industrie pharmaceutique, puisqu'un vaccin s'applique à des populations entières et pas seulement à quelques malades ici ou là !

En 1996, le séquençage du génome est venu remplacer tous ces critères d'isolation d'un soi-disant virus. Il suffit que la séquence trouvée soit corrélée à une maladie, sans savoir s'il s'agit de la cause ou d'une conséquence de ladite maladie !

Conclusion

N'oublions pas que la ***méthode scientifique*** consiste à autoévaluer ses connaissances par la critique, et à tenter de démontrer – par de nombreuses expériences – qu'une théorie est fausse (selon Karl Popper) pour éprouver sa validité : cela n'a jamais été fait en virologie.

DANS CETTE PSEUDOSCIENCE, IL N'Y A PAS D'HYPOTHÈSE À PROUVER OU À RÉFUTER : ON SE CONTENTE DE « DÉCRIRE » !

---

[94] Le postulat du Dr Robert Koch est détaillé dans le chapitre sur les VACCINATIONS, « Les épidémies ».

La virologie s'est inventée elle-même avant d'avoir établi si les virus existaient réellement.

Les virus restent de simples hypothèses que nous considérons comme des vérités claires et distinctes.

IV – Le Pr Antoine BÉCHAMP et les MICROZYMAS

1- Antoine BÉCHAMP – 1816/1908

Il naît le 16 octobre 1816 à Bassing en Lorraine. Son père est meunier et sa fratrie est nombreuse. C'est grâce à la protection d'un oncle, consul de France à Bucarest qui l'amène là-bas, qu'il peut faire des études. Il y fréquente le lycée Saint-Saba à Bucarest où il étudie le roumain, le français, le latin et le grec dans un premier temps. Puis il débute des études de pharmacie (incluant anatomie, physiologie et botanique la première année ; matière médicale, pharmacie et chimie les 2e et 3e années) et obtient son diplôme à 18 ans.

Il rentre en France après le décès de son oncle en 1834 (il a alors 18 ans). Aucun de ses diplômes n'est reconnu en France et il a oublié en grande partie sa langue maternelle (il n'est pas revenu en France depuis l'âge de 6 ans). Qu'à cela ne tienne, il se met au travail. Il s'inscrit à l'école supérieure de pharmacie de Strasbourg tout en travaillant dans une officine de pharmacie à Benfeld…

Il va être tour à tour :

Bachelier ès Sciences mathématiques,
Agrégé en Pharmacie,
Licencié ès Sciences physiques,
Docteur ès Sciences physiques (1853),
Docteur en Médecine (1856).

Il travaillera toute sa vie. Il a été :

Pharmacien[95] d'officine à Strasbourg,

---

[95] Il tient une première pharmacie numéro 3 de la rue des Serruriers à Strasbourg en 1848 à l'enseigne de « La Violette ». Il la transfère au numéro 123 de la Grand-Rue en 1852. Cette dernière officine est transférée en 1888 dans le Faubourg-National.

Professeur de Physique et Toxicologie de l'École supérieure de Pharmacie à Strasbourg,

Professeur de Chimie médicale et de Pharmacie à la Faculté de Médecine de Montpellier,

Doyen de la Faculté libre de Médecine et de Pharmacie de Lille,

Professeur de Chimie organique et de Chimie biologique à Lille.

Il prend sa retraite en août 1886.

Sa passion est la recherche : sa thèse en doctorat sur les albuminoïdes a déjà été très remarquée ! En 1852, il met au point un nouveau procédé de fabrication de l'aniline, beaucoup plus économique.

Béchamp oriente ses recherches sur les fermentations dès 1854 : il démontre très vite que le phénomène de **génération spontanée**[96] est impossible. Il s'oppose en cela à Pasteur et à beaucoup de savants de son époque. Ce travail l'amène à découvrir un rouage essentiel à l'origine de la vie : le **MICROZYMA !** Cette microcellule organisée bâtit le monde du vivant et synthétise les enzymes ou zymases permettant les réactions chimiques, les combustions et la respiration au cœur des organismes vivants…

Le travail de Béchamp est colossal… Chaque expérience est répétée au moins 50 fois dans des conditions identiques et 50 fois en variant les conditions… Il en observe les résultats sur des années ! Il ne s'autorise à en tirer des conclusions (et à les publier) que lorsqu'il est parvenu à une certitude ! Son travail inlassable et totalement désintéressé nous a valu des découvertes considérables, étayées par une observation rigoureuse et la plus objective possible.

---

96 La théorie de la génération spontanée prétend que la vie apparaît spontanément dès lors que certains éléments sont réunis. Cette théorie est à la base de l'évolutionnisme de Darwin.

Il est le premier à parler de la possibilité d'une **contagion** par les germes et corpuscules vibrants de l'air… mais **seulement pour les matériaux NON « ORGANISÉS »** comme les jus de fruits.

Il est le premier à avoir mis au point l'**antisepsie** (qui bloque la reproduction des micro-organismes – et donc des microzymas) et l'**asepsie** chirurgicale (qui les tue)…

Il est sans conteste le fondateur authentique de l'**enzymologie** et de la **génétique** !

Il a affirmé très tôt que la panspermie est une doctrine erronée, que les microbes transportés par les poussières de l'air proviennent en fait de la décomposition des êtres vivants après leur mort !

Son œuvre tout entière est couronnée par sa devise :

« ***RIEN N'EST LA PROIE DE LA MORT, TOUT EST LA PROIE DE LA VIE !*** »

2- Matière organique et matière organisée

Il est important de bien faire la distinction entre ces deux appellations.

- **La matière organique** est de la matière minérale, chimique, caractérisée uniquement par le fait qu'elle comporte des atomes de carbone.
- **La matière organisée**, quant à elle, est la matière vivante.

Il faut savoir que les philosophes, les théologiens et les scientifiques ont longtemps cru que la matière organique pouvait engendrer la vie. Ils pensaient que de la terre humide – réchauffée au soleil – engendrait les êtres vivants, au moins les plus élémentaires, à savoir les micro-organismes. On nomme cette conception :

- La génération spontanée ou équivoque,

- La spontéparité,
- L'hétérogénie.

Saint Thomas d'Aquin lui-même croyait à la génération spontanée. Le poète Lucrèce, 95 ans avant notre ère, avait chanté la maternité de la terre, se situant dans un système cosmogonique où la terre – centre du monde – se peuple de végétaux, d'animaux, et finit par enfanter l'homme lui-même. Cette théorie était celle admise par Aristote, Pline et bien des savants de l'époque de Béchamp.

Au XIXe siècle, beaucoup de savants veulent éradiquer la notion de Créateur et d'intelligence originelle. Reprenant les théories de Darwin, la créature serait le résultat accidentel de l'association de divers composants. Un peu comme si l'on mettait dans une boîte tous les composants d'une voiture en vrac, et qu'avec le temps, des secousses, l'influence de rayonnements divers, on retrouve un jour une voiture en état de rouler. Aujourd'hui, tous les savants sont unanimes pour rejeter cette hypothèse. Pourtant, notre paradigme biologique et médical moderne repose toujours sur l'hypothèse évolutionniste qui postule que les associations de molécules ont rendu possible l'apparition de la vie par une combinaison hasardeuse apparue à la faveur de milliards d'années.

Ce paradigme est en effet tout à fait compatible avec nos croyances actuelles autour de la maladie et de l'immunité, comme nous l'avons vu dans l'annexe correspondante : elle serait la résultante d'une agression par un micro-organisme extérieur, ou par un désordre accidentel dans le fonctionnement de cet organisme, puisque celui-ci ne fonctionnerait que par hasard, un peu comme s'il était en équilibre sur une corde raide et risquait à tout moment de chuter d'un côté ou de l'autre. Il est clair que si la création est le fruit d'un « accident », un autre accident peut engendrer son dysfonctionnement et sa disparition. Mais alors, qu'en est-il de la finalité du vivant et de la création ?

Après des années à réfléchir et à explorer le vivant, Béchamp en est arrivé à cette conclusion : « Il n'y a qu'une chimie. **La matière n'est douée que d'activité chimique et physique**. Il n'y a pas de matière organique par essence : **toute matière est minérale**. Ce qu'on appelle matière organique n'est que de la matière minérale dont le carbone fait nécessairement partie constituante.
La **matière organique**, chimiquement constituée, est profondément distincte de la **matière organisée**.
Le chimiste peut, par synthèse, former de la matière organique ; **il est impuissant pour l'organiser** : il ne peut créer une cellule.

La faculté d'**organiser** la matière réside primordialement dans des organismes vivants préexistants. Dans les êtres organisés, les divers appareils de l'organisme sont les lieux où s'accomplissent les mutations de la matière organique, organisée ou non ; et ces mutations se font selon les lois ordinaires de la chimie. »

3- La cristallographie

Nous savons que toute substance est constituée d'atomes agglutinés selon une certaine architecture spatiale. Il en est de même pour les substances organiques – c'est-à-dire des substances contenant des atomes de CARBONE.

Cette disposition spatiale est l'un des outils utilisés par Béchamp pour explorer le vivant : la déviation de la lumière polarisée vers la droite ou vers la gauche en fonction de cette structure spatiale.

En traversant des liquides contenant des substances organiques en dissolution, la lumière polarisée tourne à droite (la substance est dite dextrogyre), à gauche (la substance est dite lévogyre), ou des deux côtés à la fois (la substance est dite racémique).

Cette découverte – la CRISTALLOGRAPHIE – a été faite par un chimiste et atomiste du XIXe siècle, **Auguste Laurent**.

Elle permet de démontrer qu'il y a eu ou non une modification de la structure spatiale de la substance étudiée.

4- Les premiers pas de Béchamp dans l'exploration de la matière organisée

Béchamp commence à étudier la question à partir de 1854. Il recherche les causes de l'inversion de la lumière polarisée – en apparence spontanée – pour le sucre de canne qui est du saccharose dextrogyre. Une fois hydrolysé et transformé en un mélange de glucose et de fructose, il devient lévogyre. Béchamp démontre que cette transformation est liée à l'action de moisissures venues coloniser son eau sucrée, transportées par les poussières de l'air. Les autres chercheurs de l'époque pensaient que la présence de ces moisissures était accidentelle et sans conséquence.

Très vite, Béchamp cherche à comprendre l'origine de ces moisissures et leur rôle dans le mécanisme d'inversion. Il va poursuivre ses expériences pendant six années consécutives ! C'est ainsi qu'il parvient à démontrer que certaines substances antiseptiques, comme l'acide phénique ou la créosote, interdisent l'apparition de ces moisissures, et donc l'hydrolyse. Il veille soigneusement dans ses expériences à éliminer toute présence de substance albuminoïde (provenant de bactéries par exemple) que l'on peut déceler facilement dans le liquide sucré qu'il utilise.

Et il démontre que lorsque le sucre s'hydrolyse, il y a eu préalablement apparition de substance albuminoïde apportée par les moisissures : le mélange a été contaminé par voie aérienne.

Il travaille sur diverses moisissures, avec des résultats qui peuvent varier légèrement d'un type de moisissure à l'autre. (La levure de bière semble bien devoir être assimilée à une moisissure particulière.)

Il parvient à isoler le ferment soluble en cause (enzyme ou zymase) et à étudier ses diverses propriétés. Il constate en particulier qu'il est détruit par l'ébullition et n'est pas de nature albuminoïde. Il est tout à fait comparable à d'autres ferments solubles connus à cette époque, comme la diastase, la synaptase, la pepsine. Il donne à ce ferment soluble de la moisissure ou de la levure le nom de zythozymase. Et il fait la différence entre ce ferment soluble et les êtres organisés : « Il n'y a pas d'exception : tout ce qui vit est organisé, et tout ce qui est organisé est insoluble. »

Il démontre – entre autres choses – la réalité des membranes cellulaires et bactériennes qui peuvent laisser passer des matières solubles mais sont de véritables limites dans l'espace, et caractérisent ce qui est insoluble !

C'est donc déjà un travail considérable qui permet de clarifier la réalité du vivant :

- la source des fermentations,
- la notion de contagion pour des substrats non « organisés » comme des jus de fruits ou des soupes de légumes par exemple.

Et c'est là où la situation se complexifie de manière étonnante. **Dans certains cas, l'inversion du sucre se produit sans présence de moisissure !**

« Il y avait quelquefois telle de mes solutions sucrées où le sucre se transformait sans que je visse apparaître de moisissure proprement dite : j'étais fort surpris. Je donnais mon attention au très léger dépôt, le plus souvent blanc, qui se trouvait au fond des flacons où l'interversion s'opérait sans cause apparente. Or, en examinant attentivement ce dépôt, souvent insignifiant, à un grossissement suffisant, je reconnus que c'étaient de petits corps, plus petits que tout ce que j'avais vu jusque-là.

Recueillant autant que je le pouvais de ces petits corps, je constatai qu'ils étaient azotés (substance albuminoïde), et qu'ils pouvaient, étant isolés et remis dans l'eau sucrée, l'intervertir et agir comme ferments.

C'est à la recherche de leur nature, de leur origine et de leurs propriétés que j'ai consacré plus de vingt ans de ma vie. Ces petits corps étaient des **microzymas**. »

5- La nature des MICROZYMAS

Après ses premières découvertes avec l'eau sucrée, dès 1857, Béchamp se met en quête de ces fameux microzymas. Il en retrouve, fossilisés mais toujours **vivants** et capables de se réactiver, dans certaines roches calcaires (qui ont plus de 12,5 millions d'années), dans certaines eaux minérales, dans l'air et dans divers autres milieux comme la poussière de l'air :
« Ce n'est pas par milliers qu'on les compte dans 1 500 litres d'air, mais par centaines de mille et davantage dans certains cas. Ce sont les plus petits ferments ! J'ai mis 7 ans à me convaincre de leur existence indépendante, de leurs fonctions et de leur nature organisée. »

Il met en route tout un « train » d'expériences avec une rigueur scientifique irréprochable et démontre qu'ils existent en tant que bactéries à un degré inférieur de développement dans les muscles et dans tous les organes d'un animal encore vivant. La théorie moderne pasteurienne qui veut que l'intérieur d'un être vivant soit stérile est totalement fausse.

« Au microscope optique à fond clair, les microzymas se présentent invariablement sous l'apparence de points brillants, doués d'une certaine mobilité, une sorte de mouvement de trépidation, de va-et-vient, de tourbillonnement. On peut les prendre (selon l'angle de l'observation) comme des points noirs ou bien comme des sphères dont le centre est brillant avec un contour sombre. Ils mesurent moins d'un millième de millimètre de diamètre, parfois moins. »

« Toute granulation moléculaire[97] n'est pas un microzyma, mais tout microzyma est une granulation moléculaire. »

---

[97] Dans du sérum sanguin ou n'importe quel tissu vivant, il est possible de les visualiser facilement avec la technique du microscope optique à fond noir. Ce sont les plus petites granulations mobiles que l'on peut observer.

Le Pr Béchamp ne se targue pas de les avoir découvertes, mais d'avoir démontré :

1 – Que certaines d'entre elles – les microzymas – sont des ferments d'une rare puissance, et par suite qu'elles sont organisées dans le sens de la structure.

2 – Elles possèdent une fonction de nutrition en vertu de laquelle elles opèrent des transformations profondes de la matière fermentescible d'où naissent l'alcool, l'acide acétique, et dans certaines circonstances, l'acide lactique, l'acide butyrique et d'autres produits plus ou moins nombreux. Cet alcool, ces acides, etc., sont dits « produits de la fermentation » : en réalité, ils sont des « produits de désassimilation ». Ce sont des sous-produits et non pas des déchets !

3 – Qu'elles peuvent, dans des conditions déterminées (bioélectronique, nutriments, vitamines), évoluer physiologiquement pour engendrer d'autres organismes (bactéries).

4 – Qu'elles peuvent construire des cellules dans certaines conditions. « Les microzymas sont facteurs (bâtisseurs) de cellules. De proche en proche, ce sont eux qui sont chargés de construire l'être organisé que nous appelons un animal ou un végétal. »
Et Béchamp précise : « Il n'est pas en notre pouvoir, même quand nous avons tous les genres de microzymas à notre disposition, de constituer avec eux un végétal ou un animal d'ordre un peu élevé. »

La composition du microzyma rappelle celle de tous les blastèmes et protoplasmas (tissus vivants), ainsi que celle des cellules de levure et de la plupart des tissus vivants, végétaux ou animaux : 80 % d'eau environ, du carbone, de l'azote, de

---

Il faut cependant éviter de les confondre avec les CHYLOMICRONS qui sont des particules de graisses présentes dans le sang pendant les trois heures qui suivent l'ingestion de corps gras. Ces chylomicrons sont plus volumineux que les microzymas.

l'hydrogène, etc. Leurs fonctions varient dans les différents centres ou organes du même être.

6- MICROZYMAS, NANOBES ou NANOBACTÉRIES

Nous l'avons vu, les microzymas sont de minuscules granulations (50 à 80 nanomètres de diamètre le plus souvent), animées du mouvement brownien – c'est-à-dire d'une sorte de danse tourbillonnante perpétuelle – présentes dans tous les tissus vivants, observables très facilement au microscope optique à partir d'un grossissement de 750… (Les microscopes modernes grossissent jusqu'à environ 1 000 sans problème, et la technique du fond noir permet de les visualiser très facilement sur le vivant). Elles sont connues depuis que le microscope existe.

Pour être sûr de ne pas les voir et pouvoir faire l'impasse sur leur réalité, Pasteur recommandait à ses collaborateurs de ne jamais dépasser un grossissement de 400 !

Aujourd'hui, Béchamp n'est plus le seul à les avoir identifiés. Le seul souci est la méconnaissance de ses acquis, ce qui oblige à tout reprendre chaque fois à zéro… et parfois à s'égarer dans des directions hasardeuses ! Par exemple, dans les années 1990/2000, des géologues – Mme Virginia Miller, le Pr Robert Folk, le Pr Philippa Uwins en Australie, le Pr Olavi Kajander de Finlande – les redécouvrent fossilisés dans le calcaire et la craie et les baptisent « nanobes » ou « nanobactéries ». Cf. *Science & Vie* de janvier 2005. Ils redécouvrent leur caractère quasi immortel, constatent leur présence dans les lithiases rénales, biliaires ou dans les plaques d'athérome… Ils viennent en parler à un congrès mondial de biologistes, mais ils n'ont droit qu'à un silence de mort.

Avec la microscopie électronique, l'équipe du Pr Philippa Uwins a pu confirmer que le MICROZYMA apparaît comme une microcellule mesurant entre 30 et 60 nanomètres de diamètre. Cette microcellule est limitée par une membrane, elle réagit positivement aux réactifs ADN, et surtout elle contient un cristal de SILICIUM.

Nous pouvons raisonnablement penser que ce cristal de SILICIUM est dépositaire d'informations, comme dans nos ordinateurs…

C'est dans le cytoplasme de ces microcellules que les réactifs ADN sont positifs, ce qui laisse supposer que le microzyma a besoin de cette structure pour les transformations complexes qu'il produit lors de l'assimilation des aliments.

C'est probablement là que sont fabriquées les hormones qui orchestrent la croissance de l'embryon, bien avant l'apparition du système nerveux (cf. les travaux du Dr Jean Gautier et de ses successeurs).

Les informations présentes dans le milieu aqueux dans lequel baigne le microzyma sont beaucoup plus variables et labiles : constantes bioélectroniques, ondes électromagnétiques, médiateurs chimiques, perturbateurs endocriniens, neurotransmetteurs, hormones, nutriments, médicaments et pesticides divers, avec en prime, probablement, les informations de l'ordre de l'émotion.

7- La construction des cellules et des tissus

Béchamp détermine très vite que les cellules sont constituées de microzymas – dans une proportion de 1 % – et de matière albuminoïde, eau, etc. C'est vrai aussi pour les tissus comme la fibrine et la mère du vinaigre qui sont des tissus primitifs en quelque sorte, constitués de fibres enlacées, d'eau et de matière albuminoïde. Les microzymas y sont partout… Le tissu collagène – squelette microscopique de tous les êtres organisés (végétaux, insectes, animaux, humains) est bâti sur le même modèle.

Béchamp va étudier la structure de ces tissus et des cellules d'abord sur la mère du vinaigre, puis sur des embryons (œufs en particulier).

La mère de vinaigre

Elle se présente au microscope comme une membrane formée par des microzymas simples, parfois déjà développés en bâtonnets, à l'intérieur d'une matière hyaline (albumine ou protéine et eau) qui se comporte comme une gangue. Elle peut se conserver presque indéfiniment dans l'eau créosotée – sucrée ou non – et dans le vinaigre, sans modification de sa structure et de ses propriétés. Elle est capable d'intervertir le sucre de canne pour former de l'alcool et de l'acide acétique, avec un faible dégagement d'acide carbonique (action enzymatique).

En présence de bouillon de levure ou de bouillon de viande (c'est-à-dire une matière albuminoïde non organisée, dont l'organisation primitive a été détruite mécaniquement), la fermentation alcoolique est beaucoup plus franche : les nutriments apportés ainsi favorisent le travail enzymatique.

L'examen au microscope montre alors l'apparition de cellules superbes, de plusieurs formes, différentes de celles de la levure de bière. Toute la membrane s'est profondément modifiée. Certaines cellules nagent isolément dans le milieu ambiant, d'autres sont engagées plus ou moins partiellement dans la gangue hyaline. Certaines sont en voie de formation dans un amas de microzymas – encore sans contour bien déterminé – et d'autres sont achevées.

Si l'on fait varier les conditions du milieu, ce ne sont pas des cellules qui naissent, mais des bactéries qui apparaissent ou seulement les formes qui précèdent leur complet développement. Et Béchamp de conclure : « Il n'y a pas de doute possible, la mère de vinaigre est un tissu de microzymas ; ces microzymas sont capables de produire des cellules ou des bactéries, selon les milieux dans lesquels on les oblige de vivre. La nature du monde organisé étant UNE dans ses multiples manifestations, on peut considérer que les granulations moléculaires que j'ai nommées microzymas sont, dans les végétaux et dans les animaux, les travailleuses qui sont chargées de tisser les cellules lorsque les conditions favorables sont réunies. »

Intérêt des cellules par rapport aux microzymas

« Les propriétés d'une cellule sont bien différentes de celles de quelques microzymas isolés. C'est ainsi qu'une cellule de levure est capable de fermenter le sucre en alcool, alors que les microzymas qui la constituent, pris à titre individuel, ne sont capables que d'une fermentation lactique. »

Mais les cellules en soi – de même que les tissus – n'ont pas de vie propre. À la longue, par involution, ils redeviennent microzymas !

« Les cellules finissent à la longue par s'évanouir, et il ne persiste en fin de compte que les microzymas d'une extrême agilité et des bactéries. Ces dernières disparaissent aussi à la longue, et seuls persistent alors les microzymas. »

BÉCHAMP démontre à quel point la membrane, dans la cellule, est capitale. Elle est bien au-delà des simples lois de l'osmose, parce qu'il s'agit d'une membrane vivante. Elle laisse passer certaines substances qu'elle choisit très précisément en fonction des besoins de la cellule. Elle est capable d'inverser les lois physico-chimiques de l'osmose ! La membrane cellulaire met les microzymas qui se trouvent à l'intérieur dans des conditions constantes de milieu, et ainsi, ils ne changent ni de forme, ni de fonction.

« Rien ne s'explique dans le rôle de la cellule, si l'on nie l'enveloppe. »

Construction des cellules

Il observe du tissu conjonctif d'embryon dans une zone qui deviendra un corps vertébral :

« Il se fait une répartition des microzymas qui les fait apparaître comme uniformément répandus. Ensuite, ils semblent se grouper, s'attirer : on voit des plaques granuleuses qui paraissent se condenser sous la forme de petites sphères dont le contour est à peine accusé.

Après 24 heures d'incubation environ, on commence à voir apparaître la cellulosité (les cellules).

Après 48 heures, le phénomène s'est accentué, et les corps des vertèbres sont nettement composés de cellules arrondies.

Et chose très digne d'attention, toutes ces cellules sont au même degré de développement : elles naissent adultes, si l'on peut ainsi parler.

Dans tous les cas, nous surprenons les microzymas se comportant de la même façon : ils se réunissent, se tassent sous forme d'une sphère, et ainsi réunis, ils se sécrètent une enveloppe, et la cellule est constituée. C'est là le résultat immédiat de l'observation, non pas le fruit d'un système préconçu.

Il est clair que VIRCHOW[98] s'est trompé en croyant que la granulation moléculaire n'est pas organisée, n'est pas vivante et n'est pas douée d'activité ; il a partagé l'erreur commune à tous les physiologistes, à tous les histologistes et à tous les chimistes. En réalité, ce n'est pas la cellule qui est le support de l'activité vitale, ce n'est pas en elle que réside primitivement cette activité ; c'est dans le microzyma. Et c'est parce qu'il en est ainsi que la cellule ou un tissu quelconque ne sont pas le produit d'une génération spontanée ; c'est parce qu'il en est ainsi que la cellule formée par les microzymas dans des expériences in vitro aussi

[98] **Virchow** est l'histologiste qui a « décidé » que la cellule serait l'élément de base du vivant. Une croyance toujours d'actualité de nos jours.

bien que dans l'organisme, n'est pas le résultat de l'action d'une force semblable à celle qui détermine la cristallisation[99].

Le microzyma forme l'organisme parce qu'il est organisé, et l'organisme est doué d'activité chimique parce que le microzyma en est déjà doué. [...] Une cellule antérieure n'est pas nécessaire pour expliquer la formation d'autres cellules[100]. Dans l'embryon, tous les tissus se forment plus ou moins rapidement, d'une manière plus ou moins analogue, sans qu'on aperçoive d'abord une cellule présider à leur développement.

Sur les plaques ou dans des masses uniformément granuleuses, où l'on n'aperçoit d'autre élément figuré que le microzyma, on reconnaît, à un moment donné, les formes cellulaires en voie de formation et se complétant peu à peu. (Nous avons pu confirmer cette observation en particulier avec du jaune d'œuf constitué presque à 100 % de microzymas).

Jamais dans un liquide, on ne voit se former une cellule ou un vibrionien (*bactérie*) sans qu'on note préalablement les microzymas qui en sont le point de départ. [...] Nous verrons que dans un organisme déjà adulte, des cellules se forment par les microzymas suivant le même mécanisme. Encore une fois, pour qu'une cellule naisse, il n'est pas besoin d'une cellule antérieure : le microzyma et le milieu créé par son activité chimique au sein de la masse qui le contient, suffisent. [...] De même que par progression, les microzymas sont des facteurs de cellules, toute cellule, tout tissu, reviennent au microzyma par régression.

La cellule n'est donc pas l'élément histogénique permanent : son existence étant transitoire, elle ne peut pas être réputée l'unité vitale. Au-delà de la cellule, il y a le microzyma ; celui-ci forme la cellule, et il reste quand elle est détruite. Le microzyma est immanent quand on le compare à la cellule ; c'est lui qui est le

---

[99] La cristallisation est le phénomène que l'on observe en faisant chauffer de l'eau salée, par exemple. Des cristaux de sel finissent par apparaître à mesure que l'eau s'évapore.
[100] Selon la théorie de Virchow.

support de l'action vitale, de la vie ; c'est lui qui est l'élément organique primordial. »

8- Récapitulatif

Le **microzyma** est le ROUAGE fondamental de tout ce qui est VIVANT, ORGANISÉ, au moins sur notre planète ! Cette microcellule – qui mesure entre 50 et 80 nanomètres de diamètre – comporte une membrane, un cytoplasme (milieu intérieur) qui contient de l'eau, des substances albuminoïdes et de l'ADN (selon le Pr Philippa Uwins : ils réagissent positivement aux réactifs ADN), et un **cristal de SILICIUM** en son centre.

Le microzyma est quasiment immortel. On trouve des microzymas vivants dans du calcaire ou de la craie fossile[101] qui a plus de 12 millions d'années : ils sont capables de se réactiver et de construire des coquillages vivants[102]. Au contraire, la cellule – construite par les microzymas – n'a qu'une durée de vie courte. Les cellules sont bâties en général par les microzymas, puis démontées lorsqu'elles sont « âgées ». Les scientifiques ont pu démontrer qu'il en est ainsi également pour les neurones – les cellules nerveuses – qui peuvent aussi être démontés et remplacés à la demande.

Les microzymas sont détruits par l'incinération. Par contre, ils résistent au bombardement d'électrons d'un microscope électronique, ils sont donc capables de supporter la radioactivité[103].

Les microzymas qui synthétisent et excrètent les zymases ou enzymes permettant des transformations chimiques dans

---

[101] Le calcaire comme la craie se sont formés par dépôt de coquillages au fond des océans primitifs qui se sont tassés sous leur poids…

[102] C'est « la plaie » des aquariophiles : dans les aquariums un peu sophistiqués, des coquillages apparaissent ainsi – avec non seulement la coquille mais l'animal vivant à l'intérieur !

[103] Lors de l'examen d'une coupe de calcaire au microscope électronique, les microzymas situés sur le métal de la grille qui porte la « coupe » ne sont pas volatilisés et restent vivants.

leur milieu. Chaque microzyma est par ailleurs capable d'assimiler et de métaboliser des nutriments, et par ce mécanisme, d'effectuer des transformations chimiques considérables au cœur du vivant ; comme la transformation du sucre en alcool... Il est clair que c'est au cœur des microzymas qu'ont lieu la respiration et les combustions inhérentes à la vie.

Nous savons que les microzymas peuvent se reproduire et se multiplier très rapidement au cœur de l'organisme. Les géologues qui les ont redécouverts à la fin du XXe siècle pensent que cette reproduction se ferait par mode sexué !? Mais c'est à vérifier !

Chaque microzyma est spécifique de l'individu où il se trouve – probablement par la réalité des informations inscrites dans son ADN ou son cristal de silice qui pourrait être le dépositaire des informations génétiques héréditaires.

En fonction de la qualité du milieu dans lequel ils baignent (qualités bioélectroniques, nutriments, vitamines) et des informations génétiques qu'ils véhiculent, les microzymas vont pouvoir construire les cellules, les tissus, les organes et les bactéries pour les travaux nécessitant plus de « force » ! Toutes les constructions faites par les microzymas (cellules ou bactéries) peuvent être démontées et nous retrouvons alors les microzymas vivants.

Après la mort d'un être organisé, les microzymas vont construire des bactéries pour démonter la matière azotée et constituer ainsi l'humus fertile. Ce qui explique le cycle de la vie. Il est probable que les informations génétiques se « diluent » en quelque sorte pour permettre l'éclosion de nouvelles formes de vie.

V- Pasteur ou l'USURPA(s)TEUR

Par le docteur André BORGOMANO
Académie des Sciences et Lettres de Montpellier
Séance du 26 mai 2014

MOTS-CLÉS

Pasteur (Louis) 1822-1895 ; Béchamp (Antoine) 1816-1908 ; fermentation ; Toussaint (Henry) 1847-1890 ; charbon (vaccin) ; Galtier (Pierre-Victor) 1846-1908 ; rage (vaccin).

RÉSUMÉ

Les dictionnaires français attribuent à Pasteur cinq découvertes qui, si l'on veut bien se donner la peine de consulter les Archives, ne sont pas de lui. D'ailleurs il a lui-même donné par avance les réponses :

- *« De la maladie des vers à soie, je ne sais rien »*, écrivait-il à J.B. Dumas.
- À l'Académie des Sciences il dit à propos de Toussaint : *« Je suis dans l'admiration et l'étonnement de la découverte de M. Toussaint… Cela renverse toutes les idées que je me fais sur les virus, les vaccins »*.
- Sur la fermentation, il est très ferme : *« Le ferment lactique prend naissance spontanément »*. C'est la définition exacte de la Génération Spontanée. Difficile d'être plus explicite.

Au lieu de trois grands savants : **Béchamp**, **Toussaint** et **Galtier**, nous avons un **usurPa(s)teur** ! Et les étrangers ne s'y sont pas trompés qui dénoncent ses « emprunts » depuis très longtemps, et les Français depuis plus d'un siècle, sans succès.

Le titre a dû vous paraître incongru et vous a peut-être même indignés, tellement, depuis votre plus jeune âge, vous avez lu et entendu dire le plus grand bien de Louis Pasteur *« Bienfaiteur de l'Humanité »* ; indignés, vous le serez plus encore à la fin mais dans l'autre sens.

C'est ce que nous allons voir avec des textes officiels, références chronologiques à l'appui, références incontournables, irréfutables, infalsifiables, puisées dans les Archives des Académies de Médecine, des Sciences, de la Bibliothèque nationale, du livre de son neveu le docteur Adrien LOIR, de sa correspondance et des thèses soutenues en Médecine, Pharmacie et Vétérinaire depuis 1905, qui vont nous permettre d'aller à la recherche de la Vérité.

En effet les vieilles archives sont les plus impartiaux des juges.

Pour les incrédules, il leur suffira d'aller au 2, rue École de Médecine, de ne pas être allergiques à la poussière, de ne pas avoir peur d'attraper de vieux virus ou microbes plus que centenaires, et de repérer à l'avance le lavabo pour se laver les mains à plusieurs reprises.

Antoine BÉCHAMP, savant méconnu

Si je commence par évoquer Antoine Béchamp, nom qui ne vous dit sûrement rien, c'est pour 3 raisons :

1. il a connu Pasteur très tôt à Strasbourg ;
2. il a été le premier à qui Pasteur a « emprunté » ses découvertes,
3. il est certainement le plus grand savant du XIXe siècle dans sa partie.

S'il avait été reconnu, la Biologie et les Sciences médicales auraient réalisé une avancée considérable, et la France aurait eu un authentique Savant, auquel il faut ajouter **Toussaint** et **Galtier**.

Sa vie (1816-1908)

Né en 1816, en Lorraine, il était fils de meunier. À 7 ans, un oncle l'emmène en Valachie. À Bucarest, il travaille chez un apothicaire qui note : **sujet exceptionnel**. À la mort de son oncle, en 1834, il rentre en France et doit réapprendre le français. En 1843 il est diplômé Pharmacien à Strasbourg. En 1850 il présente l'Agrégation et, dans son jury, se trouve Louis Pasteur qui était professeur suppléant de Chimie.

Il est reçu **Docteur ès Sciences** en 1853 et **Docteur en Médecine** en 1856.

Sa thèse sur « *Les substances albuminoïdes et leur transformation en Urée* » résolvait un des problèmes les plus difficiles de la chimie physiologique et constituait une découverte capitale, reconnue par le jury de thèse dont Pasteur, qui n'était pas médecin, faisait partie.

Pendant ses recherches, Pasteur lui demanda ce qu'il faisait : « *J'étudie la question des albumines* ». Et Pasteur de s'exclamer : « *Vous travaillez des corps incristallisables, vous n'arriverez à rien* ». Mais en 1876, dans son livre sur la bière, Pasteur osera écrire : « *Dans mon mémoire de 1860, j'avais déduit l'existence de plusieurs albumines, conclusion qui a été confirmée ultérieurement par M. Béchamp* ».

En 1856 il est nommé professeur de Chimie et de Pharmacie à la Faculté de Médecine de Montpellier où il professera pendant 20 ans un enseignement solide et clair, menant de front de multiples travaux qui retiennent l'attention du monde savant français et étranger.

En 1876, sollicité par le doyen de la Faculté catholique de Médecine de Lille, il quitte à regret Montpellier. À cause de ses travaux qui semblent déranger, il sera en butte aux théologiens lillois qui le démissionneront en 1888 avec l'aide de Pasteur.

Le journal *Le Figaro* n'annoncera sa mort qu'après les journaux étrangers et il faudra de nombreuses pages au *Moniteur* pour citer ses travaux.

Ses travaux

Il a exploré de très nombreuses sciences : chimie, biologie, physiologie, agronomie, eaux minérales, lait maternel, vinification, etc.

Il ouvre la voie à de nombreux médicaments à base d'arsenic, en particulier l'Atoxyl, premier médicament contre la terrible maladie du sommeil et les arséno-benzènes contre la syphilis.

Il met au point, sans déposer de brevet, des procédés simplifiés de fabrication de corps chimiques importants.

Le « sauveur de la sériciculture »

Un de ses plus grands succès, que Pasteur s'attribuera plus tard, sera la découverte en 1865, de l'origine de la pébrine et de la flacherie, qui font des ravages dans les magnaneries du sud de la France.

En 1864, Béchamp, de sa propre initiative, étudie gratuitement ces maladies. Il identifie parfaitement la flacherie ou maladie des morts-flats, maladie interne due à une bactérie, et la pébrine ainsi appelée parce que le ver malade porte des taches ressemblant à des grains de poivre, affection externe due à une cnidosporidie. Donc deux affections bien différentes. Et il donne au début de l'année 1865 les mesures à appliquer pour chacune d'elles.

Le 17 juin 1866 il confirme ses travaux à l'Académie des Sciences en terminant par une phrase prémonitoire : « J'ose espérer que la priorité de l'idée et des expériences qui la démontrent ne sera pas contestée ».

Il est intéressant de signaler que c'est la première fois que des affections « bactériennes » et « microbiennes » étaient décrites chez les invertébrés.

À l'été 1865, Pasteur est envoyé en mission à Alès, payé par le Gouvernement, sans rien connaître des vers à soie. À l'occasion d'un autre voyage il sera reçu par des jets de pierres par les habitants mécontents (relaté par le journal local).

Dans son compte rendu du 25 septembre 1865 il écrira : « Les corpuscules ne sont ni des animaux ni des végétaux. Ils devraient être rangés plutôt à côté des globules de pus ou des globules de sang qu'auprès des infusoires ou des moisissures », niant ainsi les origines reconnues par Béchamp et Estor.

Le 29 mai 1867, Pasteur refusant encore la possibilité de parasites pénétrant les organismes en général fait cette lettre inouïe au savant et sénateur Jean-Baptiste Dumas : « Si vous saviez combien il est erroné de dire que cette maladie n'est pas constitutionnelle mais seulement parasitaire ! Quel audacieux mensonge que les corpuscules sont à l'extérieur des œufs. Enfin je crois que ces gens-là sont fous. Mais quelle folie malheureuse que celle qui compromet ainsi la Science et l'Université par des légèretés aussi coupables ».

Et le 15 juin 1867, soit 17 jours après cette lettre, il confiera au ministre de l'Instruction publique, Victor Duruy : « De cette maladie (pébrine) des vers à soie je ne sais presque rien sinon qu'elle existe ». Ses nombreuses communications à l'Académie des Sciences refusent obstinément les origines des maladies des vers à soie proposées par Béchamp et relèvent de la **Génération Spontanée**.

Comprenant enfin que Béchamp a raison, il reprend à son compte les travaux du professeur montpelliérain, écrit de tous côtés qu'il a été le premier à démontrer l'origine parasitaire de la pébrine et à déterminer que la flacherie était une autre maladie, indépendante, « fait entièrement ignoré avant **mes** recherches ». Incroyable ! Il avait toujours été le seul à croire que les maladies n'étaient pas indépendantes.

En 1870, il publie un livre sur ***Les Maladies des vers à soie*** et le dédie avec force louanges à l'Impératrice Eugénie. La République lui octroie une rente annuelle de 25 000 francs-or, perpétuelle et réversible sur ses enfants.

L'inspecteur général de l'Agriculture, Guérin-Méneville, trente ans de services, déclarera en 1886 : « L'intervention de Pasteur dans cette partie qui lui était étrangère a été plus nuisible qu'utile ». Cela lui vaudra d'être chassé de son poste. Et avec ça, puissant, le bougre !

La fermentation

Le professeur Antoine Béchamp adresse le 19 février 1855 un mémoire à l'Académie des Sciences où il décrit tout le phénomène de la fermentation.

Et d'une pierre il fait trois coups :

- Il invente l'antisepsie par des substances inhibitrices.
- Il démontre la cause de la fermentation due à des organismes vivants transportés par l'air et prouve qu'en ajoutant des substances inhibitrices, il n'y a pas d'action de ces moisissures. Brown-Séquard en tirera l'antisepsie.
- Il découvre les micro-organismes ferments qu'il appelle Zymase.

En 1857, Pasteur travaillant sur la fermentation lactique écrira : « Le ferment lactique prend naissance spontanément » selon la définition exacte de la Génération Spontanée. Il écrit aussi : « La question du ferment soluble est tranchée. Il n'existe pas ».

Ce n'est qu'en 1865, soit dix ans après Béchamp, qu'il réalise ses fameuses expériences reprises de celles de Béchamp. En 1864 il écrivait encore : « Le ferment s'accomplit sous l'influence d'un être agissant à la manière du mortier de plâtrier » ! Pourtant c'est bien à lui, Pasteur, que l'on attribue, indûment, la découverte de la fermentation !

En 1858 Béchamp identifie de « petits corps » qu'il appellera **« microzyma »** (petits ferments).

En 1864, il envoie à l'Académie des Sciences une note dans laquelle il définit clairement le mécanisme de la fermentation. De ses travaux il élaborera une théorie physiologique nouvelle, la **« Théorie du Microzyma »**, base fondamentale de la biologie et de la médecine du XXIe siècle.

Influence des conceptions de Béchamp sur l'évolution de la biologie

Le développement de la théorie microzymienne, notion toute nouvelle, est tellement surprenant pour l'époque qu'elle est fortement contestée, les travaux la concernant dénigrés et falsifiés.

Le rédacteur d'un journal médical n'hésitait pas à écrire : « Si cette découverte était celle d'un Allemand, il y a longtemps qu'elle aurait été adoptée en France ».

Le professeur Grasset concluait : « Cette théorie soutenait très bien tous les faits d'expérience et de clinique avec une ampleur d'aperçu dont aucune théorie du temps ne pouvait s'approcher ».

Le mot microzyma disparaîtra des textes scientifiques pour être remplacé par « microbe pathogène », « microbe saprophyte » ou « porteurs sains de germes ». Et le tour était joué ! Ne sont-ils pas les multiples aspects du « microzyma » de Béchamp ? Ses travaux sur le polymorphisme des microzymas ainsi que sa notion de terrain, d'individualité, seront progressivement démontrés par les avancées de la Science.

En août 1881, au Congrès médical de Londres, Pasteur s'approprie les travaux de Béchamp qui lui demande de prouver son assertion. Pasteur refuse la discussion et quitte la séance (*Times* du 8 août 1881 qui relate la dérobade).

Le président de l'Académie dira en 1908, en guise d'oraison funèbre de Béchamp : « Si Pasteur est aujourd'hui le maître incontesté des sciences biologiques, Béchamp en fut certainement un des précurseurs ». Mais Béchamp, ironiquement, avait par avance répondu à ces propos : « Je suis le précurseur de Pasteur exactement comme le volé est le précurseur de la fortune du voleur enrichi, heureux et insolent qui le nargue et le calomnie ».

Pourquoi cette théorie microzymienne a-t-elle été si mal reçue ? Un journaliste de l'époque en indique la cause principale : « Elle ne bat pas seulement en brèche tel ou tel système, elle les renverse tous… C'est un monceau de ruines dans lequel s'effondre le système de Pasteur… »

En 1951 le docteur J.J. Laubry écrira : « Il est indéniable que sans Béchamp, Pasteur n'existerait pas, mais il est également indéniable qu'avec Béchamp, Pasteur et toute son école s'écroulent ».

N'est-ce pas le prix Nobel français de Médecine, le professeur Lwoff qui, en 1965, exprimera sa perplexité sur l'origine des virus, et de même, le professeur Jean Dausset qui découvrira le système HLA spécifique à chaque individu, dans le droit fil de la pensée de Béchamp, et qui obtiendra le prix Nobel de Médecine en 1980 pour cette découverte ?

Lors de la leçon inaugurale de la Faculté de Médecine de Montpellier, en 1938, le professeur Paul Pagès s'exclamait : « L'ère pasteurienne est franchie, nous entrons dans l'ère de Béchamp. La fécondité de ses travaux est loin d'être épuisée ».

Lavoisier, ce génie guillotiné par la Révolution qui *« n'avait pas besoin de savants »*, avait donné la définition du règne minéral : **« Rien ne se perd, rien ne se crée, tout se transforme »**. Béchamp donnera la définition des êtres organisés : **« Rien n'est la proie de la mort, tout est la proie de la vie »**.

En 1872, Pasteur fait une communication à l'Académie des Sciences à propos de la fermentation spontanée des fruits, où il traite, sans le citer, du microzyma. Béchamp et Estor se voient obligés, en décembre 1872, de faire une mise au point à l'Académie en rappelant leurs travaux depuis 1854.

Mais les travaux de Béchamp ne se cantonnent pas à la Biologie. En 1875, il publie sur le rôle des micro-organismes dans la terre qui permettent à la plante de faire son travail de synthèse et il montre la valeur des engrais verts constitués par les légumineuses. Encore une fois, la découverte de Béchamp lui échappe puisqu'elle est attribuée à un Autrichien : Rudolf Steiner. Il démontre que l'alimentation artificielle des plantes par les engrais chimiques détruit la vie microbienne, indispensable, du sol. Nous connaissons bien maintenant les liens étroits entre le sol et la santé des hommes et des animaux.

C'est donc Béchamp qui donne naissance à la science des sols.

S'il a exploré, et avec quelle maîtrise, de nombreux domaines, il a dit qu'il « aurait souhaité avoir plusieurs vies pour étudier tout ce qu'il avait dans la tête ».

Pour conclure cette vie bien remplie, c'est au professeur P. Pagès qu'il sera encore fait appel : « Nombre de découvertes d'un grand prix, entérinées par la science contemporaine et dont il est fait hommage à autrui, avaient été déduites par Béchamp de sa conception centrale et vérifiées expérimentalement ».

Pasteur (1822-1895) et la vérité historique

« Se taire, c'est mentir » – Zoroastre

Nous avons vu que Pasteur s'était « arrangé » pour devenir le « sauveur de la sériciculture » et le « découvreur des micro-organismes », après les avoir combattus.

Les bactéries

Jean Rostand, savant célèbre, fils d'Edmond, écrivait : « On croit dans le public que c'est Pasteur qui a découvert le rôle des microbes dans la production des maladies infectieuses. Cette découverte ne lui appartient pas. C'est à Davaine qu'on la doit ».

En 1853 le docteur Casimir Davaine fait une communication à l'Académie des Sciences sur le choléra et observe que : « Ces vibrioniens perdaient le mouvement et dépérissaient s'ils étaient refroidis. Cependant deux ou trois jours après, de nouveaux apparaissaient dans ces mêmes matières et on pouvait les distinguer des premiers ».

Le vaccin contre le charbon

Contrairement à la légende admise comme « vérité », c'est **Henry Toussaint**, professeur à l'École vétérinaire de Toulouse, qui est le créateur des vaccins.

Voici les faits chronologiques :

Au début du mois d'août 1880, le contenu d'un « pli cacheté » déposé quelque temps auparavant par Toussaint à l'Académie des Sciences est ouvert. Il avait vacciné des moutons contre la terrible maladie du charbon avec du sang chauffé et obtenu une immunité après un temps de latence de 12 jours, chiffre important à retenir pour ce qui va suivre.

Après la lecture du mémoire de Toussaint, Pasteur écrit au professeur Boulay, vétérinaire : « Je suis dans l'étonnement et l'admiration de la découverte de M. Toussaint, dans l'admiration qu'elle soit, dans l'étonnement qu'elle puisse être. Cela renverse toutes les idées que je me faisais sur les virus, les vaccins. Je n'y comprends plus rien ». Très beau texte, admirable de sincérité.

Pasteur avait érigé en dogme l'atténuation de la virulence des bactéries par le seul oxygène de l'air !

Mais le 17 août 1880, il écrit à Émile Roux, son collaborateur, de reporter ses vacances pour vérifier les expériences de Toussaint. Le 27 août il écrit à l'Académie des Sciences : « Je me suis empressé (pas lui, Roux !) de vérifier les faits si extraordinaires que M. Toussaint a annoncés ». C'est-à-dire qu'en 8 jours, du 18 au 26, il a :

1. préparé le vaccin,
2. vacciné les moutons,
3. attendu 12 jours que l'immunité s'installe,
4. inoculé la maladie,
5. vérifié que ceux-ci ne développaient pas le charbon !

Même à notre époque de T.G.V., supersoniques, fusées sur Mars et autres microprocesseurs, on n'a pas trouvé le moyen de comprimer au moins 30 jours en 8 jours ! Lui, si ! C'est pourquoi il conclut sa note par cette affirmation stupéfiante : « Sur la foi d'expérimentations nombreuses [sic !] Toussaint s'est trompé ! »

Et le 21 mars 1881, Pasteur annonça à l'Académie des Sciences qu'il venait de faire « une découverte d'une importance exceptionnelle : par un moyen d'une merveilleuse simplicité je peux protéger les troupeaux de moutons et de bovins contre une très grave maladie qui les décime, le charbon ». Il opposait « l'incertitude » du vaccin de Toussaint à la « sûreté » du sien.

Une centaine de vétérinaires et d'agriculteurs prennent Pasteur au mot et lui demandent de faire une démonstration publique. Ils mettent 50 moutons à sa disposition dans une ferme, à Pouilly-le-Fort, près de Melun (Seine-et-Marne).

Le vaccin proposé par Pasteur n'était pas fabriqué par les mêmes procédés que celui de Toussaint. Chamberland et Roux furent effrayés quand ils apprirent cela, car ils avaient déjà vérifié la méthode de Toussaint et constaté son efficacité.

Pasteur les rassura en leur disant qu'il n'utiliserait pas son propre vaccin mais celui préparé par la méthode de Toussaint. De grandes foules se déplacèrent, le succès fut au rendez-vous, la gloire de Pasteur fut immense. Seules trois personnes en dehors de lui étaient au courant de la supercherie : Chamberland et Roux qui avaient préparé le vaccin et le neveu de Pasteur, le docteur Adrien Loir qui travaillait avec lui. C'est lui qui, 57 ans plus tard, dans son livre publié en 1938 et édité à seulement 150 exemplaires, révélera la substitution, ne voulant pas mourir avec ces lourds secrets sur la conscience.

Pasteur leur avait dit : « Moi vivant, vous ne publierez pas cela avant d'avoir trouvé l'atténuation de la bactéridie par l'oxygène. Cherchez-la. » Qui l'a trouvée ?

Malheureusement, les vétérinaires russes et italiens qui utilisèrent le « procédé Pasteur », le vrai, n'avaient, et pour cause, que des échecs et une mortalité considérable dans les troupeaux.

Toussaint, lui, mourut jeune d'une maladie d'Alzheimer, totalement ignoré et dépossédé de son vaccin. Une thèse de doctorat est soutenue à Lyon en 1998 sur ce sujet. Voici les conclusions du jury : « Après avoir isolé l'agent du choléra des poules, il fut le premier à proposer un procédé de vaccination contre le charbon avec un vaccin atténué par l'action de la chaleur et/ou l'acide phénique. Son idée initiatrice fut à l'origine de tous les vaccins tués. **Toussaint est bien le véritable pionnier de la vaccination anticharbonneuse**. Il reste aujourd'hui spolié de la juste reconnaissance de son œuvre et de sa renommée méritée... »

Le vaccin contre la rage

Les premiers travaux et le vaccin contre la rage ne sont pas dus à Pasteur mais à **Pierre-Victor Galtier**, professeur à l'École vétérinaire de Lyon (décidément les vétérinaires sont pleins de ressources puisque c'est aussi un vétérinaire lyonnais, militaire, qui découvrit le premier la pénicilline). Il fait une communication à l'Académie des Sciences le 25 août 1879. Il utilise un vaccin atténué selon les méthodes de Toussaint.

Il faut savoir que :

- La rage n'est dangereuse que si le virus pénètre dans les centres nerveux.
- L'incubation est longue, donc une vaccination rapide peut protéger.
- D'après les statistiques de l'Institut Pasteur, la mortalité des personnes mordues à travers un vêtement, cas le plus fréquent, par un chien sûrement enragé est de 3 à 5 %, ce qui laisse finalement peu de risques de contracter la maladie.

Le 26 octobre 1885 à l'Académie des Sciences et le 27 octobre à l'Académie de Médecine, soit plus de 6 ans après Galtier, Pasteur présente son premier et unique essai de vaccination contre la rage. Testu Unus, Testus Nullus ! De Galtier, nulle trace. Un seul cas, surtout sur des problèmes aussi délicats, est-il une preuve scientifique ? À ce jour, non.

À l'Académie des voix se sont élevées pour dire des choses étonnantes : « [...] empêche à coup sûr [...] », « Pasteur n'a eu dans cette voie d'autre précurseur que lui-même, etc. » Quelle outrecuidance quand on sait que, dans la majorité des cas, la maladie ne se déclare pas, qu'il n'y a qu'un seul cas à présenter, et qu'avant, il y a eu **Galtier**.

À cette séance, seul Michel Peter, professeur de Clinique médicale à la Faculté de Paris, membre de l'Académie, excellent clinicien, va prononcer des paroles de bon sens : « Comment n'avez-vous pas vu que le cas du petit Meister ne prouve rien ? Et d'ailleurs, il pouvait bénéficier des 9 chances sur 10 de ne pas devenir enragé ». De plus, rien n'assure que le chien mordeur fut enragé.

L'autre cas de rage est confondant. Il s'agit de Jupille, « sauvé de la rage » qui finira ses jours gardien à l'Institut Pasteur. Or le chien qui l'avait mordu n'était pas enragé (Archives internationales Claude Bernard).

Une affaire dramatique et stupéfiante par ses suites va se produire. Édouard Rouyer porte plainte suite à la mort de son fils après une vaccination antirabique. La morsure était au bras, à travers un pardessus, le chien bien connu. L'enfant est vacciné et il meurt. À la demande du procureur de la République de Lyon, une autopsie est pratiquée, le bulbe de l'enfant, prélevé, est inoculé par Roux à des lapins. Tous moururent de la rage. Tous ceux qui avaient vu les lapins paralysés étaient atterrés. En effet l'enfant n'était pas mort, de même que d'autres vaccinés (il y eut officiellement 87 décès en 1886 parmi les vaccinés avec le vaccin Pasteur, c'est-à-dire beaucoup plus en réalité !) de la rage furieuse du chien, classique et bien connue de tous, médecins ou non-médecins, mais de la rage paralytique du lapin dont la moelle infectée avait servi à la préparation du vaccin. Roux et Brouardel, amis de Pasteur, qui avaient pratiqué l'autopsie de l'enfant, décident de dire à la Justice que les inoculations avaient été négatives et Pasteur confirmera que l'enfant était mort d'une crise d'urémie.

Pasteur fabriquait un vaccin avec un germe vivant, seulement atténué par l'oxygène de l'air. Le professeur Peter fut très vite formel : « Monsieur Pasteur ne guérit pas la rage, il la donne ». Effectivement le nombre de décès par rage augmenta avec l'emploi du vaccin de Pasteur.

Devant l'ampleur du désastre, Roux reprit l'étude du vaccin et mit au point un vaccin dit « de Pasteur ».

En 1908, en Italie, Fermi prépare un vaccin selon un procédé de Toussaint (par l'acide phénique), vaccin appelé bien sûr : « vaccin de Fermi ». Ce vaccin fut très rapidement le plus employé et connu sous l'appellation de « vaccin phéniqué ».

En 1996, une habitante de Lyon écrivait : « J'ai passé mon enfance à La Mulatière, et une de nos voisines était la fille du professeur Galtier. J'ai encore présents dans ma mémoire ses récits concernant les travaux de son père et le grand chagrin, supporté avec dignité, lorsqu'il s'aperçut qu'une grande part de ses recherches étaient imputées à monsieur Pasteur » (Mme J.G.).

L'hématozoaire du paludisme

Un épisode peu connu. En novembre 1880, Alphonse Laveran, médecin militaire, professeur au Val-de-Grâce, est affecté à l'hôpital de Constantine (Algérie) où il découvre l'hématozoaire responsable du paludisme, redoutable maladie qui décimait les troupes en campagne et les populations civiles.

Lors de l'expédition de Madagascar en 1894, sur un effectif de 15 000 hommes, il y eut moins de 20 morts au combat et près de 6 000 morts de paludisme.

Il en informe en 1881 les Académies de Médecine et des Sciences. Il observe : « L'hématozoaire que je donnais comme l'agent du paludisme ne ressemblait pas aux bactéries ; il sortait du cadre des microbes connus et beaucoup d'observateurs trouvèrent plus simple de mettre en doute son existence ».

Il recevra le prix Nobel de Médecine et de Physiologie pour cela en 1907. Les détracteurs furent nombreux dans les deux Académies et surtout Pasteur et son École : il n'était pas normal qu'un protozoaire puisse donner des maladies ! Et de quoi se mêlait un petit médecin inconnu, militaire de surcroît ?

Si Béchamp, Toussaint et Galtier étaient des **« provinciaux »**, Laveran, parisien de naissance et longtemps professeur à l'Hôpital du Val-de-Grâce, ne s'en laissa pas compter. Il lui fallut tout de même dix ans pour faire taire ses détracteurs, et Pasteur n'a pu s'approprier sa découverte après l'avoir combattue.

Le secret de ces appropriations résidait dans la répétition incessante d'affirmations fausses que ses collègues des trois Académies et le public finissaient par croire. Il avait aussi le « génie de la publicité » et une conspiration du silence s'était créée.

Quelques à-côtés :

La « pasteurisation » est en réalité **« l'appertisation »**. En effet, c'est en 1809 – Pasteur est né en 1822 – que cette technique de conservation des aliments, inventée par Appert et qui fut utilisée par la Grande Armée de Napoléon, a vu le jour. Dans les jeux radiophoniques la réponse « Pasteur » vaut élimination.

Hémiédrie (John Herschel), déviation de la lumière polarisée (Mitscherlich), dissymétrie moléculaire (Abbé Just Haüy et Gabriel Delafosse) pourraient bien être des « emprunts » dans sa spécialité, la cristallographie.

Quelques appréciations

Le professeur Grasset : « Par ignorance absolue ou mauvaise foi évidente, les scientifiques se refusent à remonter aux comptes rendus des Sociétés savantes et installent leurs théories personnelles sous d'autres vocables en méprisant complètement celui qui, il y a un siècle, exposait des idées philosophiques et scientifiques révolutionnaires ».

Du professeur Jean Bernard en octobre 1975, lors d'une conférence sur la leucémie à la Salle Gaveau : « Si dans la lutte contre le cancer on n'a pas avancé aussi vite que dans d'autres domaines, c'est probablement parce qu'on s'est trop attardé aux théories de Pasteur ».

Un autre professeur écrivait en 1981 : « À cause de Pasteur la microbiologie a pris un siècle de retard ».

Les réflexions des professeurs Lwoff et Dausset (tous deux prix Nobel) ainsi que celles plus récentes du professeur Montagnier et d'autres virologues sont dans le droit fil de la pensée de Béchamp. C'est ce que démontrent depuis plusieurs années les avancées de la Science qui, sans le dire (il ne faut pas faire de peine à Pasteur), font du Béchampisme, ayant définitivement enterré les théories pasteuriennes.

Que retenir en synthèse de ce triste bilan ?

Le « mythe intouchable » s'appuie sur des expériences maquillées et de faux témoignages tombant sous le coup de la loi.

Pasteur reconnaissait les bonnes idées, les critiquait largement, se les appropriait sans vergogne en prétendant les avoir découvertes, et attribuait ses erreurs passées à ses adversaires !

LES FERMENTATIONS : il était contre pendant un quart de siècle, et c'est lui l'inventeur !?

LE « SAUVEUR DE LA SÉRICICULTURE » n'est qu'une illusion, nous l'avons vu, il falsifiera l'histoire médicale et s'attribuera la découverte des causes et sera grassement récompensé pour un échec patent.

LES VACCINS :

Le vaccin contre le charbon : la présentation de Pouilly-le-Fort est une authentique imposture, une expérience maquillée (les vétérinaires l'apprendront à leurs dépens), une immense duperie qui relève du tribunal. Il déclarera sans sourciller que son vaccin est le meilleur alors qu'il sait parfaitement que c'est faux.

Le vaccin contre la rage est un parfait exemple (peut-être le premier) d'une manipulation à grande échelle basée sur la peur, comme on a pu le voir il y a peu avec la grippe. La rage existait certes, mais c'était une maladie très rare

et sa place dans la pathologie était infime, sans commune mesure avec celle du choléra ou de la variole.
Monter en épingle la seule guérison du petit Meister était une opération médiatique.
Dans l'affaire de l'enfant Rouyer, lui et ses assistants ont commis le *délit de faux témoignage*, extrêmement grave, dans le seul but de se protéger.

Au fond, il n'était qu'un intrigant, un opportuniste.

- Il avait commencé à Strasbourg en 1853.
- Il sera un fervent « napoléonien » sous Napoléon III, allant jusqu'à montrer au microscope, à l'impératrice, des globules rouges d'une goutte de sang qu'il venait de lui prélever !
- Il sera un ardent « républicain » dès l'avènement de la République, il eût encore changé d'opinion si nécessaire.

Il était d'un tempérament difficile et autoritaire ; il disait en mars 1886 au docteur Navarre : « Je n'admets pas qu'on discute mes théories et ma méthode » !

Dans une thèse de 1905, en page 72, on peut lire ces lignes surprenantes : « Comme on voulait faire de Pasteur une gloire nationale, un symbole de la science française, il fallait à tout prix, abaisser, obscurcir, éliminer même, tous ceux qui de près ou de loin avaient touché aux questions qu'il lui plut d'aborder. Cette admiration exclusive tourna même au délire ; et Pasteur fut désormais considéré comme un Christ de la Science nouvelle. »

Les étrangers n'ont pas été dupes qui, depuis plus d'un siècle, dénoncent l'imposture pasteurienne.

Vous vous demandez sûrement pourquoi ses descendants n'ont jamais porté plainte pour « calomnies » ou toute autre dénomination contre les auteurs de ces nombreux écrits, français et étrangers ? La raison en est extrêmement simple : qui dit plainte dit tribunal, enquête et jugement. La décision des juges, au vu des documents produits, serait rapide et sans appel : condamnation. Il vaut donc mieux laisser ces écrits dans l'ombre, quoi qu'ils disent, car ils sont occultés par la conspiration du silence, ce qui n'est pas à l'honneur de la France.

Quand verra-t-on un journaliste courageux et un grand journal se décider à remettre l'Histoire à l'endroit, rétablir la vérité ?

VI- La pandémie COVID

Dr Stefan Lanka :

> « Le SIDA a été le premier exercice global d'obéissance, Corona le second. La terreur de la peur du virus a été perfectionnée et peut être utilisée à tout moment. Les critiques ne sont pas seulement un soutien important de la terreur, elles augmentent la peur. »

1- La pandémie fantôme !

La grippe surnommée « coronavirus » a accaparé l'attention de toute l'humanité début 2020. À cette époque, les médias ont parlé d'un virus meurtrier en provenance de Chine pouvant anéantir une grande partie de la population mondiale.

Il faut savoir que les Chinois venaient de déclarer 2 500 décès attribués à ce virus en un mois[104]. Mais remettons les pendules à l'heure, si l'on peut dire : la Chine compte 1,5 milliard d'habitants. Il décède chaque mois plus de 800 000 personnes, dont 80 000 suite à des problèmes respiratoires. Il n'y avait donc là qu'un fait totalement insignifiant.

En France, chaque année, pendant les mois d'hiver, 10 à 20 000 personnes âgées décèdent pour cause de grippe.

Pourtant, les médias et politiques ont fait de cet épisode grippal – un peu différent peut-être – un cauchemar affolant ! En annonçant chaque soir, pendant le confinement, le nombre de morts par cette grippe, ils ont distillé la peur et ont contribué à instaurer une obsession, interdisant par ailleurs tout débat contradictoire. Pourtant il n'y avait pas de raison de s'inquiéter plus que les autres années… 300 décès dans une

---

[104] Les chiffres qui suivent sont ceux annoncés par M. Pierre Chaillot dans son livre ***COVID 19, ce que révèlent les chiffres officiels***, et correspondent aux chiffres officiels.

journée pour un pays comme la France où l'on compte chaque jour entre 1 500 et 2 500 décès n'ont rien d'alarmant. Même s'il y eut un record de 3 000 décès dans une journée à la fin du mois de mars, c'est encore quelque chose de courant pour cette époque de l'année – et ces décès ont concerné essentiellement les personnes âgées avec comorbidités, dans un contexte de confinement où les médecins ne recevaient plus leurs patients en consultation, ce qui a entraîné une baisse drastique du niveau de soin. Pierre Chaillot souligne que les prescriptions d'antibiotiques ont diminué de 30 % sur cette époque.

D'ailleurs, tout est rentré dans l'ordre quelques semaines après, avec les beaux jours. **L'épidémie était terminée fin avril 2020 !** Tout le battage médiatique de l'époque n'était qu'une mise en scène.

Au total, le nombre de malades et la mortalité de l'année 2020 a été moins importante que celle de 2018, et juste équivalente à celle de 2015 ! Et cela selon les chiffres officiels… Il est à noter que **le nombre d'hospitalisations pour Covid en 2020 n'a pas dépassé 2 % du total des hospitalisations** selon l'agence technique de l'information sur l'hospitalisation (ATIH) alors que les hôpitaux avaient déprogrammé ou rejeté 1,3 million de malades sous prétexte de rester disponibles pour les malades Covid, ce qui aurait dû majorer le pourcentage en question. Nous étions donc bien loin d'un drame sanitaire !

Nous savons depuis toujours que les épidémies évoluent selon une courbe de Gauss (elle ressemble à une cloche), c'est-à-dire qu'elles ont un pic puis disparaissent. Et par ailleurs, les régions touchées préférentiellement et l'influence des saisons sur la prétendue contamination supposent d'autres causes que la transmission d'un agent pathogène. Le Pr Didier Raoult le rappelait dans ses *CARNETS DE GUERRE* le 28/4/2020 : « Les épidémies commencent, s'accélèrent, elles culminent, c'est le moment maximal de transmissibilité, et elles diminuent et elles disparaissent, on ne sait pas pourquoi. […] La grippe n'est pas transmissible ici en été, je ne sais pas pourquoi, personne ne le sait. »

Il a souvent insisté sur le rôle fondamental de la peur dans ce genre de phénomène : comme le 25/2/2020 : « La vraie question, **c'est la panique qui fait les désastres**. Les désastres viennent très souvent par la panique. Et dans notre problème actuel, il faut faire attention que là, on est dans une peur disproportionnée au vu de la mortalité telle qu'elle est là. »

M. Macron nous avait dit que nous étions en guerre. Contre un virus ? Ou une guerre des ultra-riches contre le peuple ? Nous devons nous poser la question !

Et ce n'est pas fini : la situation n'est pas prête à s'améliorer. La fraude virale ouvre la porte à toutes les dérives et le prochain virus encore plus meurtrier est déjà annoncé. Le Pr Raoult explique le 21/1/2020 : « Et ça ne va pas s'arrêter parce que les Chinois sont devenus extrêmement bons en virologie, parce qu'ils ont fait ce que n'ont pas fait les autres pays, **une approche systématique de l'analyse de séquences de l'ADN et de l'ARN**. Ils découvriront de plus en plus de virus, et comme ils sont 1,6 milliard, vous n'avez pas fini d'avoir des alertes ! Donc les Chinois sont les premiers à utiliser de manière massive les séquences pour identifier les nouveaux micro-organismes. C'est une terre inconnue puisque pendant 100 ans il n'y avait eu strictement aucune recherche sur la virologie là-bas. Maintenant ils séquencent tout, vous n'avez pas fini d'avoir des informations sur la recherche chinoise. »

Tout cela présuppose une **croyance dans la virologie**, qui, nous l'avons vu, repose sur des bases insuffisantes et des hypothèses discutables. La période COVID a illustré de façon magistrale que le modèle utilisé classiquement en virologie ne fonctionnait pas. La réalité a démenti les prévisions de Neil Fergusson de l'Imperial College, et étonnamment, le pic de cas a eu lieu 3 à 4 semaines après le début du premier confinement, alors que ce nombre aurait dû baisser…

2- L'épidémie de tests et non de malades

Nous avons vu dans l'annexe III sur la virologie que la détermination des « nouveaux virus » se fait grâce à des analyses de mélanges complexes (cellules de provenances diverses pour « cultiver » le prétendu virus + le prélèvement et des additifs nombreux – antibiotiques en particulier) avec la recherche par ordinateur de combinaisons de morceaux d'ADN. Ces calculs purement informatiques se font grâce à des algorithmes – un ensemble de règles qui définissent les morceaux d'ADN que l'on pense pouvoir coller, et dans quel ordre. Mais les algorithmes transportent avec eux les postulats, les présupposés, les croyances, toutes les erreurs, biais et imperfections que leur créateur a mis dans leurs règles…

Si les morceaux d'ADN ne collent pas exactement à ce qui est attendu, on parlera alors de « variant » ou de « mutant ». Dès lors, le taux de positivité augmente au gré de l'augmentation du spectre de la recherche, puisque l'on cherche dans de multiples directions ! Et l'on peut parler alors de « nouvelle vague », la plus intense ayant été obtenue avec le « variant omicron ». Grâce à lui, en France, 30 % des tests sont devenus positifs. Dans beaucoup de pays, ce taux de positifs a pu monter jusqu'à 70 % !

En décembre 2021, l'IHU de Marseille a publié une étude montrant que les résultats des tests PCR positifs à plus de 30 cycles ne sont que rarement confirmés par la mise en culture. Même si la « charge virale » est censée être énorme (test positif à 10 cycles), le test de mise en culture peut être négatif ! Il n'y a donc pas le moindre sens à se baser sur les résultats des tests pour parler d'épidémie. D'autant que les personnes « positives » non malades ont bien souvent des charges virales très élevées. **On ne peut donc pas parler d'agent pathogène.**

Malgré ces réalités, le nombre de tests a explosé à partir de juillet 2021 – jusqu'à 1 million de tests par jour, ce qui a entraîné logiquement une augmentation considérable de tests positifs ! Mais il n'y a alors aucun malade ! C'est ce que l'on a appelé la 4e vague, totalement artificielle !

Fin décembre 2021, on faisait 1,5 million de tests par jour, ce qui a permis de parler de 500 000 tests positifs en janvier 2022... Il n'y a eu aucun lien statistique entre les tests positifs et les maladies.

3- La falsification des données par l'hôpital

Le plan Hôpital 2007 mis en place par Jean Castex a fait de cette institution une entreprise devant être rentable à tout prix ! Il doit « vendre » des services rentables pour récupérer de l'argent. À travers une codification informatique complexe obligatoire permettant d'évaluer le coût, la notion de « patient » est remplacée progressivement par la notion de « pathologie » plus ou moins rentable.

Ainsi, au moment de la crise COVID, toute pathologie en lien avec le prétendu virus – soit parce que c'est « prouvé » par un test, soit parce que c'est probable – permettait de plus que doubler la tarification par rapport à une simple grippe. Ce qui s'est avéré d'autant plus important que l'hôpital avait été vidé pour pouvoir accueillir les « covidés » annoncés. C'est ce qui explique qu'il n'y a pas eu de grippe en 2020 !

Dans ce processus de déshumanisation orchestré par la politique et les finances, les conflits d'intérêts avec les industriels pharmaceutiques sont devenus considérables. Et beaucoup de responsables hospitaliers ont été invités à s'exprimer sur les plateaux télé pour majorer la panique orchestrée par la politique et les médias. Certains faisaient d'ailleurs partie du Conseil scientifique mis en place par M. Macron.

4- Propagation virale ?

Selon la théorie officielle, les épidémies se propagent par contamination – soit par un virus, soit par une bactérie. Ce qui suppose un étalement des cas – et en particulier des décès – dans le temps et géographiquement. Mais ce n'est pas le cas si l'on regarde les chiffres avec objectivité !

Il semble clair que les maladies flambent en fonction d'autres facteurs : climatiques, ou électriques comme nous l'avons vu plus haut.

En France en particulier, on observe que les pics de mortalité sont synchronisés chaque année : ils ont lieu en même temps dans tous les départements. Et il en est de même dans les autres pays. Ce qui invalide complètement l'hypothèse d'une propagation de cette mortalité par le fait d'un virus ou d'une bactérie. C'est le froid en hiver qui fait tomber malade, et le problème est majoré incontestablement chez les personnes âgées ou souffrant de comorbidités.

Pourtant aujourd'hui, après des années de conditionnement de la population par rapport à la théorie virale, tout le monde est persuadé qu'une maladie ne peut qu'être transmise par un membre de notre entourage. Cette théorie est devenue une certitude, un dogme, un filtre à travers lequel tout est interprété, et c'est cette théorie qui a été la justification des mesures liberticides mises en place à l'occasion de la crise du Covid.

5- La nocivité des mesures politiques dans cette crise

Chaque année, les pics de mortalité sont corrélés étroitement avec les vagues de froid. Il n'en a été rien en mars-avril 2020, ce qui est anormal.

Futura Sciences soulignait que lors de la période mars-avril 2020, pendant le confinement, le nombre de pathologies grippales et pulmonaires avait considérablement diminué, alors que le COVID avait augmenté : un tel constat n'est pas rationnel. Pourquoi les cas de grippes diminueraient-ils si nous nous basons sur la théorie classique de la contagion ? L'auteur de l'article conclut en supposant que le confinement a agi sur la grippe traditionnelle, mais pas sur le Covid. Une telle conclusion n'est-elle pas contradictoire ? Comment ne pas penser que la surfocalisation médiatique sur le Covid n'a pas poussé à imputer tout au seul Covid ? Comment ne pas penser tout simplement que le confinement a été inefficace ?

Et il semble que les mesures prises n'ont eu que des impacts négatifs sur la mortalité observée. L'hypothèse d'une pandémie mondiale mortelle et contagieuse n'a jamais été confirmée par la répartition des décès en Europe.

Dans tous les cas, les mesures de protection ont été prises avant le début de la hausse de mortalité, par anticipation.

Cette hausse de mortalité a concerné surtout les villes importantes comportant des quartiers très pauvres, avec des personnes nées à l'étranger.

Le confinement et l'interdiction faite aux médecins de proposer des traitements destinés à éviter les complications ont eu des impacts évidents, tant sur les patients souffrant de problèmes respiratoires que sur ceux qui souffraient d'autres pathologies. C'est pendant la période des mesures les plus strictes que le pic de mortalité s'est produit. Au total, la politique gouvernementale a provoqué une désorganisation du parcours de soin qui est à l'origine d'une surmortalité hospitalière ! Ce fut un véritable chaos…

Le renoncement aux soins précoces

Il a été particulièrement mortifère pour les plus de 65 ans !

Compte tenu des statistiques annuelles, on attendait pendant les deux mois de confinement 13 000 infarctus et 25 000 AVC (accident vasculaire cérébral).

Compte tenu de la panique entretenue par les pouvoirs publics et les médias, beaucoup de ces malades (environ 4 800) n'ont pas été hospitalisés. Ils n'ont donc pas été soignés. Cette mortalité ne peut être attribuée au Covid, puisque seuls les décès hospitaliers ou en EHPAD ont pu être catalogués comme tels. Il s'agit donc ici d'une NON-ASSISTANCE À PERSONNES EN DANGER !

Sur les deux mois de mars et avril 2020, le surplus de mortalité par rapport à la moyenne a été de 5 200, soit un chiffre très proche des 4 800 relevés plus haut !

Par ailleurs, beaucoup de malades présentant des infections respiratoires saisonnières n'ont pas été soignés précocement et beaucoup parmi eux sont décédés. Ce phénomène a affecté tout particulièrement les personnes les plus pauvres vivant dans des logements peu salubres.

L'empoisonnement

Les enfants ont été gavés de DOLIPRANE (paracétamol) dont le gouvernement faisait la promotion pendant la période de confinement. Ce médicament est toxique pour le foie. Il est même l'une des causes les plus fréquentes de greffe du foie ! Beaucoup de ces enfants gardent des problèmes hépatiques parfois graves que l'on cherche à attribuer à un nouveau « virus hépatique ».

L'utilisation du RIVOTRIL injectable en particulier dans les EHPAD : le fameux « protocole palliatif Covid[105] » a été à l'origine de nombreux décès parmi les personnes âgées. Il s'agissait d'un protocole d'euthanasie à peine déguisé, pour lequel des Groupes d'intervention rapide ont visité les EHPAD ! Il ne s'agissait pas pour ces personnels hospitaliers de soigner les malades, mais de les achever, sous prétexte d'un risque de saturation des hôpitaux : ce qui n'a jamais été le cas en 2020 !

En France, 3,6 millions de personnes souffrent de problèmes respiratoires dont une grande partie sont âgées. Ce médicament antiépileptique est contre-indiqué pour les insuffisants

---

105 Décret n° 2020-293, chapitre 7, article 12-3 (du 28 mars au 11 mai 2020). Ce qui coïncide avec le plus fort taux de mortalité. Les seules ventes en pharmacie de ville de RIVOTRIL injectable ont augmenté de 59 % en mars, et de 227 % en avril par rapport aux prescriptions moyennes entre 2017 et 2019 ! Ces chiffres ne tiennent pas compte des ampoules en provenance directe des hôpitaux (dont les Groupes d'intervention rapide dont nous parlions plus haut).

respiratoires graves, les apnées du sommeil, l'insuffisance hépatique grave et la myasthénie, selon le dictionnaire Vidal !

Il s'agissait donc bien d'une euthanasie délibérée, pratiquée sans le consentement du malade ou de sa famille. Que des médecins prescrivent ce produit en pareille situation est une violation grave du serment d'Hippocrate : **« Je ne remettrai à personne une drogue mortelle si on me la demande, ni ne prendrai l'initiative d'une telle suggestion. »**

Il est clair que la surmortalité de cette période – mars et avril 2020 – relève de ces empoisonnements et a été attribuée à tort au Covid.

Pendant cette période, plus de **1 700 boîtes de 6 ampoules** de RIVOTRIL ont été distribuées par les pharmacies, **2 étant suffisantes pour « accompagner le décès »** ! Il y avait donc de quoi « achever » **5 100** personnes âgées ! En mars et avril 2020, la surmortalité en EHPAD comparativement à la moyenne de 2017-2019 a été d'environ **5 100 personnes**. Ce phénomène a été plus particulièrement marqué en Île-de-France, avec des pics de décès impressionnants. C'est dans cette région que les Groupes d'intervention rapide ont été mis en place par les hôpitaux de Paris. On ne retrouve ces pics de surmortalité nulle part ailleurs !

Et de nouveaux décrets ont prolongé l'usage de ce poison pendant des mois.

Dans le même temps (mars et avril 2020), la vente de **VALIUM injectable** a explosé : ce médicament sédatif a les mêmes effets que le RIVOTRIL au niveau respiratoire[106] et il est souvent utilisé pour la mise en place d'une « euthanasie douce » pour les personnes en fin de vie. L'augmentation considérable des prescriptions de ce remède a perduré jusqu'en mars 2021.

Il est clair que tout ceci a pu être possible grâce à la panique orchestrée par les pouvoirs publics, sans justification scientifique objective.

---

106 Il génère une dépression respiratoire qui peut entraîner la mort, surtout pour les personnes âgées et fragiles.

6- Les mesures médicales adoptées pour cette soi-disant urgence sanitaire

a) L'association d'hydroxychloroquine (nivaquine ou dérivés) et d'azithromycine (antibiotique)

Ce protocole a été proposé dans les formes débutantes et bénignes par les équipes de virologie en Chine, puis par le Pr Raoult.

L'hydroxychloroquine n'est pas sans effets secondaires, mais ceux-ci sont rares si la posologie est normale, et inexistants si une surveillance électrocardiographique est pratiquée comme à l'IUH de Marseille. En effet, le principal risque est lié à des troubles du rythme cardiaque.

Ce traitement s'est révélé très efficace, peu coûteux… mais peu rentable pour l'industrie pharmaceutique ! Il a donc été décrié – voire interdit plus ou moins clairement – par les pouvoirs politiques.

b) Le Remdesivir

Il a été proposé en alternative…

Le Pr Didier Raoult explique dans ses carnets de guerre, à la date du 14 avril 2020 : « D'une manière très intéressante, qui donnera probablement à réfléchir aux gens sur la méthode, est sorti un papier sur le **Remdesivir** dans le ***New England***[107] qui est un défi à toute méthodologie, puisque pour la première fois, on ose publier une étude où **il n'y a pas de comparatif** : on ne compare ce traitement à rien[108]. Pas même historiquement. Donc c'est extraordinaire.

---

[107] Un journal scientifique mondialement réputé.

[108] Là, le Pr Raoult n'est pas honnête en tant que virologue et partisan des vaccinations de manière générale. **La virologie comme la vaccinologie n'usent jamais de comparatifs !**

La seule chose que l'on note, c'est qu'il y a une **toxicité considérable, avec 60 % d'effets secondaires**. Ce qui veut dire que ce médicament ne peut pas être utilisé pour des patients qui n'ont pas une forme très grave. Mais les patients qui ont une forme très grave, on le sait ici, en réalité, n'ont plus de virus. Ils sont à un autre stade. »

Dieu merci, il semble que ce poison n'ait pas été utilisé très longtemps.

c) La « VACCINATION »

Elle a été présentée par l'OMS et les principaux États mondiaux, dont bien sûr la France, comme la seule solution ! Et bien sûr, toutes les études qui permettent la validation de ces produits sont financées par les laboratoires qui veulent les vendre, ce qui est déjà une anomalie énorme…

Les « vaccins » Covid ont bénéficié de procédures accélérées compte tenu de la panique orchestrée par les pouvoirs politiques, qui sont eux-mêmes en conflit d'intérêts avec ces laboratoires : essentiellement Pfizer bien connu pour ses pratiques frauduleuses et Moderna qui a reçu des centaines de millions de dollars d'investissement pour la recherche sur l'ARNm depuis les années 2010…

L'efficacité

Il est clair que les études d'efficacité de phase 3 de Pfizer et Moderna n'apportent aucune preuve satisfaisante de l'efficacité de leurs mixtures !

Notons bien que nous ne parlons pas ici d'une épidémie de MALADES mais de TESTS POSITIFS. Et toutes les études d'efficacité vaccinale n'ont porté que sur ces tests. Tous les essais ont été volontairement biaisés, il n'a jamais été fait d'études en double aveugle, objectifs.

En aucun cas, l'efficacité de ces produits n'a été confirmée sérieusement :

- À noter par exemple que les personnes vaccinées depuis moins de 15 jours ne sont pas considérées comme vaccinées et sont donc exclues de l'étude si elles deviennent positives. Si elles avaient des effets secondaires précoces, elles étaient également exclues de l'étude.

- Il n'a pas été fait d'étude comparative entre les décès toutes causes confondues selon le statut vaccinal.
- Les personnes non vaccinées, à partir de l'instauration du pass vaccinal le 12/7/2021, ont été contraintes de se tester sans arrêt, des dizaines de fois plus souvent que les vaccinés – ce qui, bien évidemment, a généré beaucoup plus de cas positifs chez les non-vaccinés que chez les vaccinés. Il y a donc eu une « explosion » de cas positifs dans la population des non-vaccinés !

Et malgré ces biais et les conflits d'intérêts considérables pour les principaux acteurs, les études n'ont pas montré de gain vis-à-vis de la mortalité, mais seulement vis-à-vis des tests :

- Dans l'étude de Moderna, 32 morts ont été déclarés pendant l'étude, 16 chez les vaccinés, 16 chez les non-vaccinés.
- Dans l'étude de Pfizer, il y a eu 15 morts dans le groupe vacciné et 14 dans le groupe non vacciné, sachant que l'étude était biaisée, car comme l'explique le Dr de Lorgeril dans son ouvrage *Covid 19, vaccinations*, selon les rapports de cette étude de Pfizer, les personnes ayant reçu le vaccin savaient qu'elles ne recevaient pas un placebo, ce qui a pu contribuer à un effet placebo positif. Malgré cela, sur un panel d'environ 35 000 personnes, on a juste une unité de différence… Le docteur de Lorgeril souligne que Pfizer a déduit de ce résultat que le vaccin avait une efficacité de 95 %. Étant épistémologue spécialisé dans la méthode de recherche scientifique, il explique que ce chiffre n'a rien à voir avec les résultats des tests, et qu'il a été sorti du chapeau…

Rien n'était donc en faveur de la vaccination. En fait, la vaccination protégeait seulement de la nécessité de se tester !

Et malgré que des questions aient été posées dès la fin de l'année 2020 et début 2021 (avant que les autorisations de vaccination ne soient prises) quant à l'efficacité et à l'innocuité de ces injections par des professionnels reconnus comme le Pr Peter Doshi – relayés par des revues à comité de lecture – rien n'a ralenti la frénésie vaccinaliste des « autorités » politiques. Au lieu de déclarer ces essais caducs et de poursuivre les laboratoires pour fraude, les gouvernements se sont faits leurs avocats.

Dès décembre 2021, les médias se sont mis d'accord pour accuser les non-vaccinés d'encombrer et de saturer les hôpitaux et en particulier les services de réanimation. Selon eux, 9 personnes hospitalisées sur 10 seraient non vaccinées. Pourtant ce n'étaient pas les chiffres de la DREES, et parmi les non-vaccinés, on comptabilisait des personnes ayant déjà reçu une ou deux doses…

Pourtant, ni en 2020, ni en 2021, les hôpitaux et les services de réanimation n'ont été saturés ! La situation hospitalière n'a jamais été alarmante. Et les hôpitaux n'ont pas été « débordés » à cause du Covid (cf. les rapports de l'ATIH et de la Cour des comptes).

En 2020, les patients Covid n'ont représenté que 2 % des hospitalisations, et même les services de soins critiques ont été sous-utilisés. Par la suite, l'occupation des lits pour les soins Covid n'a pas dépassé 15 %, malgré le fait qu'une grande partie des problèmes respiratoires ont été étiquetés Covid pour des problèmes de rentabilisation de l'hôpital. La notion de grippe a disparu ! Toute cette propagande n'avait pas d'autre but que de promouvoir la vaccination.

Par ailleurs, le nombre total d'hospitalisations en soins critiques pour Covid a concerné 46 % à 48 % de personnes complètement vaccinées[109] selon leurs critères fin 2021.

À noter que ce fameux virus Covid a eu le bon goût de faire profil bas au moment de l'opération spéciale de la Russie en Ukraine et lors de l'élection présidentielle en France !

---

109 Pour être considérée vaccinée, une personne doit avoir reçu plusieurs injections dont la dernière remonte à plus de 15 jours.

Suite à la levée du pass vaccinal le 14 mars 2022, les vaccinés se sont remis à faire des tests, et du coup, la part de vaccinés devenant positifs est devenue plus importante que celle des non-vaccinés. Les politiques ont alors avancé une nouvelle explication : une plus grande sensibilité des vaccinés aux nouveaux variants…

Effets secondaires et mortalité post-vaccinale

En France, sur la base des effets secondaires déclarés à l'ANSM, il y a eu au 9 juin 2022 plus de 107 000 effets indésirables pour le seul vaccin Pfizer. Sur ce nombre, 27 000 sont considérés graves et 1 500 ont provoqué la mort du patient.

En Europe, plus de 300 000 effets indésirables ont été rapportés depuis le début de la campagne vaccinale au 17 juin 2022, dont 28 000 décès.

Aux États-Unis, en 30 ans de vaccination hors vaccins Covid, on a compté 11 000 décès attribués aux vaccins. En seulement deux ans pour les seuls vaccins Covid, on en a compté 16 000 ! Ce sont des chiffres vertigineux.

Et il ne faut pas oublier que seuls 1 à 5 % des effets indésirables sont réellement déclarés !

En Israël, pays précurseur des injections de masse, une surmortalité considérable chez les jeunes est très vite apparue.

En France, il y a une proportionnalité exacte entre le nombre d'injections et la hausse de la mortalité. Partout en Europe, les pics de vaccination correspondent à des pics de décès. Il est clair que le bénéfice supposé de la vaccination n'a jamais dépassé les risques, pour les jeunes en particulier. Notons enfin que les autorités ont fini par reconnaître que le vaccin n'empêchait pas de contracter la maladie, après l'avoir promis. Elles ont dû se dédire en tentant d'invoquer le fait que le vaccin protégeait des formes graves et que « vacciné » sous-entendait des rappels répétés… Mais n'est-ce pas une manière de méconnaître que le vaccin ne fonctionne pas ? Si après 3 ou

4 doses, je subis une forme grave, est-ce parce que je n'ai pas eu la 5e ? Nous pouvons continuer comme ça longtemps…

Cette donnée du vaccin supposé protéger des formes graves a été mise en cause par un article de *Libération* en 2022 précisant que les personnes vaccinées souffrant de formes graves étaient placées en hospitalisation normale et non plus en réanimation, ce qui faussait les statistiques.

7- Les mesures non « médicales »

Port du masque et confinement

En janvier 2022, suite à la publication de 167 études et articles scientifiques, le Pr Paul Alexander[110] expliquait que le port du masque ne permettait pas de « contrôler le virus » et pouvait être dangereux en particulier pour les enfants[111].

Le Pr Paul Alexander prenait également nettement position par rapport aux confinements : « Les confinements étaient la plus grande erreur de l'histoire de la santé publique. Nous connaissions cette histoire et savions qu'ils ne fonctionneraient pas. Malheureusement, nos enfants supporteront pendant des décennies les conséquences catastrophiques, et pas seulement sur le plan éducatif, de cette politique de fermeture des écoles

[110] Le Dr Alexander est titulaire d'un doctorat en médecine, avec une expérience en épidémiologie et en enseignement de l'épidémiologie clinique. Il a été professeur adjoint à l'Université McMaster en médecine fondée sur des données probantes et en méthodes de recherche ; il a été conseiller en synthèse de données probantes sur la pandémie de COVID auprès du centre OMS-PAHO à Washington, DC (2020) ainsi que conseiller principal en matière de politique sur la pandémie de COVID au sein des Health and Human Services (HHS) à Washington, DC. Il a également travaillé à l'OMS en tant que spécialiste régional/épidémiologiste au bureau régional de l'Europe au Danemark, ainsi que pendant 12 ans pour le gouvernement du Canada en tant qu'épidémiologiste. Il est actuellement chercheur consultant sur le COVID-19 dans le groupe de recherche US-C1.

[111] https://www.covidhub.ch/plus-de-150-etudes-comparatives-et-articles-montrent-linefficacite-et-les-effets-nefastes-du-masque/

profondément défectueuse (en particulier nos enfants issus des minorités qui étaient les moins à même de se le permettre). [...] Ces politiques restrictives ont été des échecs dévastateurs, causant d'immenses dommages, en particulier aux personnes les plus pauvres et les plus vulnérables au sein des sociétés ». Article publié pour le Brownstone Institute où il dresse la liste des études[112] mentionnées plus haut.

Un ancien conseiller de l'Organisation mondiale de la santé et du ministère américain de la Santé et des Services sociaux a dressé une liste de plus de 400 études montrant que les mesures de confinement, les politiques de mise à l'abri, les fermetures d'écoles, les masques et les mandats de port de masques n'ont pas réussi à freiner la transmission du virus (et pour cause puisque la réalité de ce virus est hypothétique) ni à réduire le nombre de décès.

Selon une autre étude publiée en février 2022 dans la revue médicale américaine *Medicine*, les masques, dont le port a été rendu obligatoire dans divers pays au nom de la protection contre Covid-19, auraient eu l'effet inverse à celui recherché, contribuant en réalité à l'augmentation du nombre de décès liés au virus.

L'étude qui s'intitule « The Foegen Effect: A Mechanism by Which Facemasks Contribute to the COVID-19 Case Fatality Rate » (« L'effet Foegen : Un mécanisme par lequel le port du masque impacte le taux de mortalité des cas Covid »), a été produite par le docteur allemand Zacharias Fögen, qui a analysé l'impact du port du masque dans l'État américain du Kansas au cours de la période du 1er août au 15 octobre 2020. Pourquoi le Kansas ? Cet État américain a laissé à chacun des comtés qui le composent la liberté de décider de mettre en place ou non le port obligatoire du masque. Sur un total de 105 comtés, 81 ont décidé de s'opposer à cette mesure. La conclusion de l'étude est sans

---

112 https://brownstone.org/articles/more-than-400-studies-on-the-failure-of-compulsory-covid-interventions/

appel : « Contrairement à l'idée reçue selon laquelle le nombre de morts diminuerait grâce aux masques puisqu'ils permettent de réduire les taux d'infection, les résultats de cette étude démontrent que ce n'est pas le cas ». Le nombre de morts aurait même augmenté en raison de l'obligation du port du masque : « Les résultats de cette étude suggèrent fortement que le port du masque a en réalité augmenté le nombre de décès de 50 % par comparaison avec les comtés qui n'ont pas adopté cette mesure ».

L'étude tente d'apporter une explication à l'augmentation du nombre de décès liés au Covid-19 au sein des comtés qui ont rendu le port du masque obligatoire : « Une raison qui pourrait probablement expliquer l'augmentation du risque relatif suite à l'obligation du port du masque : les virions qui pénètrent dans le tissu du masque, ou ceux qui sont recrachés sous forme de gouttelettes et qui imprègnent le tissu, après évaporation rapide des gouttelettes, les gouttelettes hyper-condensées ou les virions purs (virions ne se trouvant pas à l'intérieur d'une gouttelette) sont de nouveau respirés depuis une très courte distance lors de l'inspiration ».

Selon cette théorie, baptisée « effet Foegen » : « Les virions du Covid-19 se propagent plus profondément dans les voies respiratoires en raison de leur petite taille ».

Et de poursuivre : « Ils contournent les bronches et sont inhalés profondément dans les alvéoles, où ils peuvent provoquer une pneumonie au lieu d'une bronchite, ce qui serait typique d'une infection virale ».

En conclusion, l'étude souligne que : « Ces résultats suggèrent que l'utilisation du masque pourrait constituer non pas une protection mais une menace encore inconnue, ce qui fait de son obligation une mesure épidémiologique discutable ».

Il est clair que le mythe viral ne peut expliquer ces problèmes. La cause la plus probable est la peur de la contagion et le manque d'oxygénation. Porter un masque est un acte qui impacte l'inconscient comme un message subliminal et renforce la terreur du méchant virus !

Le dogmatisme – scientifique, politique, journalistique et de soins – nous a conduits à un désastre de morts et de maladies. Notre société a perdu totalement la raison : elle s'est empressée à supprimer les droits et les libertés fondamentales :

- liberté d'aller et venir,
- liberté de culte,
- liberté de se réunir,
- liberté de subvenir à ses besoins par le travail,
- liberté de soins et de prescription,
- liberté d'opinion au nom des mensonges et de la propagande d'État,
- empêchement de la controverse par railleries et calomnies.

C'est pourtant la discussion qui est seule capable de faire avancer la science et de prendre les bonnes décisions.

Une ribambelle de textes fondamentaux et de traités garantissant ces libertés, ont été foulés au pied. Notre nation française a été taillée en pièce et vendue au plus offrant. Nous savions à quoi nous attendre, puisqu'avant la santé, tout y était déjà passé : notre technologie, notre industrie, notre âme et notre vocation millénaire.

La suspension des professionnels

Elle fait suite à la loi du 5 août 2021, article 12.

Les personnels concernés n'ont eu ni salaire, ni RSA (selon les régions), ni droit à la formation, ni chômage pendant 600 jours, soit près de deux ans. Le gouvernement avait imposé une obligation vaccinale à près de 2,7 millions de personnes, en contact direct ou indirect avec les personnes vulnérables. Les réfractaires avaient été contraints de quitter leur fonction.

Cette loi manifeste une érosion des principes et des droits d'une démocratie, d'un État de droit. Pour exemple : la réglementation européenne avait rappelé, dès janvier 2022, qu'il était interdit de pratiquer une obligation vaccinale dans le cadre d'une phase expérimentale, que ce soit pour un vaccin ou un médicament. Et donc, la question des vaccins anti-Covid ne pouvait déroger à ce cadre juridique que tous les États européens devaient respecter, et ce quelle que soit la catégorie socioprofessionnelle concernée (cf. Réglementation européenne n° 536/2014).

Or l'injection Pfizer était en phase expérimentale jusqu'en mai 2023. Il faut également rappeler que des traités internationaux comme la convention d'Oviedo vont également dans ce sens. La France a violé les traités européens et internationaux en la matière !

Il y a eu quelques exceptions à cette dérive généralisée. Le 3 mai 2023, le Conseil des prud'hommes de Nancy a ordonné la réintégration immédiate et le paiement des arriérés de salaires d'une salariée travaillant pour un EHPAD. Voici les cinq arguments avancés par les prud'hommes :

- Atteinte au secret médical (L.1110-4 du Code de santé publique).
- Atteinte à l'article 1111-4 du Code de santé publique (non-respect du consentement libre et éclairé à un traitement).
- Non-respect des articles 5, 8 et 10 de la Convention des droits de l'homme (atteinte à la vie privée).
- Non-respect du règlement de l'UE du 14/6/2021 (qui interdit la discrimination entre non-vaccinés et vaccinés).

Plus récemment le Conseil des prud'hommes de Marmande est allé dans le même sens pour trois soignantes suspendues.

Cette privation de salaire a plongé ces personnels de santé dans la précarité. Certains ont dû fouiller dans les poubelles pour se nourrir ! Et combien se sont suicidés !?

L'état d'urgence ne peut pas tout justifier ni abolir des droits fondamentaux. Surtout lorsqu'il est fondé sur des arguments scientifiques qui ne tiennent pas la route :

- La notion de virus est une hypothèse non démontrée, y compris le caractère pathogène de ces « animalcules », à savoir leur capacité à déclencher une maladie.

- La seule épidémie à l'époque concernait les tests et non des malades. Il n'y avait donc à cette époque ni d'argument sanitaire ni d'état d'urgence pour justifier cette mesure inique.
- Les vaccinations n'ont jamais servi à rien au cours de l'histoire, sinon à dégrader la santé et à tuer. Elles n'ont jamais pu endiguer une épidémie ni protéger la population.

De manière évidente, l'État français – avec le soutien de toutes ses institutions et en particulier des divers Ordres médicaux – s'est rendu coupable et complice d'un système de corruption majeur de la médecine et des laboratoires pharmaceutiques.

8- Conclusion

Il est clair que, comme en 2009, l'OMS a déclenché une panique mondiale injustifiée. La gravité de cette crise sanitaire Covid a été annoncée puis amplifiée de manière disproportionnée. Et les mesures imposées – abandon des soins précoces, masques, confinement, vaccination soi-disant protectrice et préventive, suspensions – ont été les actrices de ce drame humain.

Nous n'avons par ailleurs à ce jour aucune information sur les répercussions à long terme des inoculations Covid et des corrélations avec d'autres facteurs – comme le déploiement et l'augmentation de puissance des ondes 5G.

L'OMS, les pouvoirs politiques et tout particulièrement l'État français, relayés par les médias – tous achetés et complices des industries pharmaceutiques et donc de la finance – devront tôt ou tard rendre des comptes.

Ce qui est certain et positif, c'est qu'une grande partie de la population a aujourd'hui compris les rouages de cette manipulation scandaleuse et que la crédibilité de ces instances dirigeantes est très fortement remise en cause. Mais à quel prix !

TABLE DES MATIÈRES

Structures éditoriales du groupe L'Harmattan

L'Harmattan Italie
Via degli Artisti, 15
10124 Torino
harmattan.italia@gmail.com

L'Harmattan Hongrie
Kossuth l. u. 14-16.
1053 Budapest
harmattan@harmattan.hu

L'Harmattan Sénégal
10 VDN en face Mermoz
BP 45034 Dakar-Fann
senharmattan@gmail.com

L'Harmattan Cameroun
TSINGA/FECAFOOT
BP 11486 Yaoundé
inkoukam@gmail.com

L'Harmattan Burkina Faso
Achille Somé – tengnule@hotmail.fr

L'Harmattan Guinée
Almamya, rue KA 028 OKB Agency
BP 3470 Conakry
harmattanguinee@yahoo.fr

L'Harmattan RDC
185, avenue Nyangwe
Commune de Lingwala – Kinshasa
matangilamusadila@yahoo.fr

L'Harmattan Congo
219, avenue Nelson Mandela
BP 2874 Brazzaville
harmattan.congo@yahoo.fr

L'Harmattan Mali
ACI 2000 - Immeuble Mgr Jean Marie Cisse
Bureau 10
BP 145 Bamako-Mali
mali@harmattan.fr

L'Harmattan Togo
Djidjole – Lomé
Maison Amela
face EPP BATOME
ddamela@aol.com

L'Harmattan Côte d'Ivoire
Résidence Karl – Cité des Arts
Abidjan-Cocody
03 BP 1588 Abidjan
espace_harmattan.ci@hotmail.fr

Nos librairies en France

Librairie internationale
16, rue des Écoles
75005 Paris
librairie.internationale@harmattan.fr
01 40 46 79 11
www.librairieharmattan.com

Librairie des savoirs
21, rue des Écoles
75005 Paris
librairie.sh@harmattan.fr
01 46 34 13 71
www.librairieharmattansh.com

Librairie Le Lucernaire
53, rue Notre-Dame-des-Champs
75006 Paris
librairie@lucernaire.fr
01 42 22 67 13

www.ingramcontent.com/pod-product-compliance
Lightning Source LLC
LaVergne TN
LVHW011315061026
849535LV00005B/1561

* 9 7 8 2 3 3 6 4 9 1 0 2 8 *